性健康了才健康

孙希诰　王应立　编著

北京大学医学出版社

XING JIANKANG LE CAIJIANKANG

图书在版编目（CIP）数据

性健康了才健康 / 孙希诰，王应立主编．—北京：北京大学医学出版社，2013.12
　　ISBN 978-7-5659-0673-2

　　Ⅰ．①性… Ⅱ．①孙… ②王… Ⅲ．①性知识－普及读物 Ⅳ．① R167-49

　　中国版本图书馆 CIP 数据核字（2013）第 242515 号

性健康了才健康

主　　编：	孙希诰　王应立
出版发行：	北京大学医学出版社（电话：010-82802230）
地　　址：	（100191）北京市海淀区学院路 38 号　北京大学医学部院内
网　　址：	http://www.pumpress.com.cn
E-mail：	booksale@bjmu.edu.cn
印　　刷：	北京圣彩虹制版印刷技术有限公司
经　　销：	新华书店
责任编辑：	赵　爽　　责任校对：金彤文　　责任印制：苗　旺
开　　本：	880mm×1230mm　1/32　印张：8.5　字数：217 千字
版　　次：	2014 年 1 月第 1 版　2014 年 1 月第 1 次印刷
书　　号：	ISBN 978-7-5659-0673-2
定　　价：	39.00 元

版权所有，违者必究

（凡属质量问题请与本社发行部联系退换）

作者简介

孙希诰，教授，别名鲁戎。1931年9月19日出生于山东掖县（今山东莱州市），1960年毕业于第四军医大学军医系，毕业后留校任教，从事内分泌生理研究，1984年调入第一军医大学工作，执教30多年。发表科研论文40余篇，有3项获军队科技进步三等奖，参编《中国大百科全书》《中国医学百科全书》等专业著作10部，出版专著8部，发表在报刊的文章多达1200余篇。

电子邮箱：sunxigao@aliyun.com

作者简介

王应立，1980年毕业于第四军医大学医疗系，2002年毕业于北京大学医学部应用心理学专业，获得硕士研究生学位，现任广州军区广州总医院预防保健科主任，主任医师，教授。从事老年临床学、医学心理学及首长保健工作28年。主编《实用军人心理学》《和谐心理健康人生》《健康哲理》《老年医疗保健必备》。参编《临床常见疾病诊疗手册》《临床合理用药指南》等专著8部。获军队科技进步三等奖两项，医疗成果三等奖一项。发表学术论文50余篇。在军内外具有一定的学术地位和影响。

电子邮箱：gzybk@aliyun.com

序

为《性健康了才健康》一书叫好

读了《性健康了才健康》一书，的确觉得这是一本难得的好书。它用深入浅出的语言、生动形象的描绘，使人们懂得了一些在生活中迫切需要知道的话题。

性问题，对于中国人来说，历来是一个可以在闲谈中聊的话题，但不可进入大雅之堂。一旦进入一个正式的场合，大家都会避而不谈，"退避三舍"。然而心中确有诸多的问题，不知"如何是好？"虽然网络在今天十分发达，似乎信息在爆炸，但是，如何系统地得到性健康的知识，还是需要纸质版的图书——这个传统的媒体，才是一个最佳的选择。并且人们也更认可这一方式。

孙希谞、王应立编写的这部科普书，在我国性健康的信息与知识还不太普及的情况下，做了一件利国利民的好事，值得称赞。作为一名长期从事性科学，特别是性心理学方面的学者，应该为其叫好。

科普工作是一项提高全民素质的工作。投入科普工作需要细心与耐心。科学技术的研究似乎总是受到学者的关注，然而科普更需要学者抽出时间来，它也是一个重要的专业，而且比科学研究有更大的挑战性。一个通俗易懂的道理，一个流行科学的观念，往往可以拯救一个民族，甚至世界。大健康观（生物-心理-社会的完满状态）在1948年被WHO（世界卫生组织）的提出，似乎在悄悄地改变着人们对于自身健康的关注。这也是为什么越来越多的人不仅在关注自己躯体上是否有病，同时也在关注精神是否健全？社会状态是否良好？

性问题是牵涉到人的生理、心理、社会、道德、法律、文化等多个方面的现象。要对其有全面的了解与清晰的论述，需要有扎实的文化与科学的基础，还要有国际范围的视角，否则难以讲明白其中的问题。本书所涉及的角度良多，谈得也十分到位，相信能对读者起到很好的引领作用，而不是误导。

希望这本书的出版，能对我国的国民身心健康起到很好的推动作用，让大家来关注自身身体的健康，同时也要包括性健康！

胡佩诚
《中国性科学》杂志主编
北京大学医学部医学心理学教授博士生导师
2013.10.21

目 录

第一篇　性健康

古代皇家的性启蒙 /2
什么是"性文化革命" /2
为什么要坦然说性 /3
纵欲有错吗 /4
"人类性行为档案"调查 /4
性健康要非常重视 /5
6个性爱真相 /7
四季房事春最佳 /7
性事也要"练三伏" /8
秋季性趣需收敛 /9
秋燥可致"性趣"减退 /10
冬天性爱盖着点 /10
性爱中的"黄金律" /11
"性福"需要高"性商" /12
4种情况下不宜过性生活 /13
7个时间段夫妻莫亲热 /13
性爱恐惧4原因 /14
青春期开始越早性功能越强 /15
自慰有害吗 /16
"性福"6项标准 /16
对性的4个误解 /17

轻松自测性能力 /18
性欲归生理，性趣属精神 /18
有哪些原因造成性欲降低 /19
如何治疗性欲降低 /20
互动的性更和谐 /20
性爱新技巧——以静代动 /21
睡姿影响性功能 /22
今晚你会怎么睡 /22
3种不良睡姿要避免 /24
男女性冲动差异大 /25
性冲动有生理原因 /25
男女的性高潮有什么不同 /26
男人可有多次性高潮 /27
肌肤相亲，快乐性生活 /27
有自信才有"性福" /28
运动使性爱更富韵味 /29
每天运动半小时等于用伟哥 /31
"性梦"背后有意义 /31
性幻想有助女性性高潮 /32
性爱之后赖赖床 /33
性生活也是一种"体育锻炼" /33
举重增进性能力 /34
深呼吸增强"性"福感 /34

性健康了才健康

品味性爱时间长短不是问题 /35
性爱时间 7～13 分钟最好 /35
性爱时间别超半小时 /36
性爱时间过长不利健康 /36
禁欲太久如何"重启"性生活 /37
性爱带来好处多 /37
1 次性爱持续 2 周快感 /38
规律性生活有助防脑血栓 /39
性生活是天然止痛剂 /40
性爱对美容好处多 /40
优质性生活提高记忆力 /41
早间性爱降低中风危险 /41
性生活有助早期发现肿瘤 /42
性高潮增加受孕机会 /43
性爱有助子宫健康 /43
适度性生活防漏尿 /43
房事后莫忘暖好肚子 /44
性爱过急易患偏头痛 /44
房事前先洗手 /45
房事前"浴"热不可取 /46
性爱后为何想喝热水 /46
过性生活为何会恶心、呕吐 /47
黑眼圈是因为房事过度吗 /47
自信是最好的壮阳药 /48
性敏感区会随年龄转移 /48
值得纪念的性爱时刻 /49
蜜月巧补精、气、神 /50
被割裂的"情"与"性" /51
男要冷养，女要热养 /52

性洁癖让"性福"不和谐 /54
再谈性洁癖影响性和谐 /55
每周工作 70 小时有损性生活 /56
性爱感受不宜"现场直播" /57
对身材焦虑影响性高潮 /57
性生活过早影响发育 /58
20 岁前最好别做爱 /59
行房太频难怀孕 /59
不育是何原因 /60
如何追查不育原因 /60
安全套教育应从初中开始 /61
别太在意避孕套油脂 /61
避孕方法知多少 /62
怎样用安全套才能防艾滋病 /63
戴套别犯这些错 /64
学会使用安全套避孕、性福两不误 /65
孩子 11 岁谈性最合理 /66
人为什么会坠入爱河？ /67
热恋可增强记忆力 /67
男女差 6 岁结婚最理想 /68
婚前考虑性，婚后更性福 /68
婚姻最怕什么 /69
离婚就一辈子不幸福了吗 /70
婚姻需要打"补丁" /70
别做婚姻的贪婪者 /72
6 种情况容易性猝死 /73
无性婚姻 /74
忘记初恋，婚姻更幸福 /74

性行为异常≠性变态 /75
4类食品为性爱"加油" /76

第二篇　关爱男性

男科体检查什么 /78
您应该了解的性学知识 /79
7种方法改善男性性功能 /81
男性结婚别晚于35岁 /82
怎样和爱人做朋友 /83
男人要了解女人9件事 /84
聪明的丈夫常说3句话 /85
男性自测更年期 /86
获得4级硬度不难 /86
男士常洗下身益处多 /87
男性性欲强弱与基因有关 /88
青少年阴茎经常勃起怎么办 /88
阴茎为什么异常勃起 /89
男性更重子午觉 /89
生活小事引出性事大问题 /90
男人性伴侣越多越短命 /90
忍精不射害处多 /91
性高潮时屏住呼吸脑部易缺氧 /92
房事过度的表现 /92
"事后"头晕怎么回事 /93
性爱后能查出少精症 /93
性生活后为何大汗淋漓 /94
性爱后为何龟头不能碰 /94
房事后排尿困难怎么办 /95

频繁射精有助提高精子质量 /95
男人智商高精子质量好 /96
精子形态影响生育力 /97
精子过多也会不育 /97
肥胖男性精子质量差 /98
射精过频会伤身体吗 /98
不能射精是怎么回事 /99
不射精的原因有哪些 /99
怎样进行不射精症的治疗 /100
不射精症在家治 /101
射精无力怎么办 /102
功能性血精不用怕 /102
"性致勃勃"之痛源自包皮系带 /103
切包皮后自慰为何疼痛 /103
包皮系带断裂静养可痊愈 /104
包皮系带过短"松解术"帮忙 /105
男性不育中医论述有6因 /105
IT男士易患不育症 /106
不良情绪可致男性不育 /106
肥胖影响男性生育力 /107
泌尿系疾病可能致不育 /107
吸烟越久畸形精子越多 /108
阳光提高男性生育力 /108
从未遗精能生育吗 /109
为什么白天也遗精 /109
为何运动后遗精 /110
运动后遗精3原因 /110
造成遗精的因素有哪些 /111

原发性早泄与基因有关 /111
一周遗精超过 3 次要治疗 /112
早泄的心理防治 /113
有些早泄是假象 /113
手术治早泄有新进展 /114
遗精怎样注意卫生 /114
早泄可防可治 /115
抗抑郁药能治早泄 /116
雄激素不是"性燃料"/116
学看精液化验单 /117
精液为何不液化 /118
精液发红可能有炎症 /118
血精大多是炎症 /119
精液会枯竭吗 /119
精液抗菌又防癌 /120
年龄增长精子突变率增高 /120
抽烟酗酒危害四代子孙 /121
性爱时力不从心怎么办 /121
阴茎也会衰老 /122
带着病历看 ED /123
ED 首诊效果影响"性自信"/124
性功能减退原因多 /124
龟头敏感性降低是 ED 吗 /125
ED 竟是颈椎病作怪 /126
疲劳会让男性"不行"/127
强光照射治疗性功能障碍 /127
我的妻子像木头咋办 /128
别靠性药来"壮性"/129
性功能也会"用进废退"/130
过量运动性欲下降 /131

锻炼可降低阳痿发生率 /132
神经生长因子能治 ED /132
丈夫"不举"妻子应该怎么做 /133
要"妻子帮忙"是阳痿吗 /134
女性衣着暴露男性容易不举 /135
41～45 岁 ED 高发 /135
器质性阳痿怎么治 /136
男性更年期也可用激素 /137
催眠疗法可辅助治阳痿 /137
阴茎为什么会脱皮 /138
阴茎为何长硬结 /138
阴毛稀疏是发育不正常吗 /139
男性"三角地带"常见外力伤 /139
男性节育法怎样阻止怀孕 /140

第三篇　关爱女性

女人应知道男人 10 件事 /142
女人婚前三误区 /143
你的婚姻是几等 /143
高知女性离婚生活质量提升 /144
女人过 30 岁性欲要提速 /145
雌激素减少为何性欲却增强 /146
女性自慰注意自我保护 /146
哺乳提高女性"性趣"/146
女性有性高潮吗 /147
性高潮时溢乳正常吗 /147
性红晕是皮肤病吗 /148
性不满足有损女性身心健康 /149

女人也为性所困 /150
焦虑也是"性敌人" /151
没有高潮女人也会愉快 /151
女性为何"性趣"索然 /152
女人也会患 ED /153
伟哥也能改善女性性功能 /153
女性别透支自己的生育能力 /154
女性应大胆请教专业医生的 9 个问题 /155
女性为何会发生性交疼痛 /157
不可小视的性爱疼痛 /158
切除子宫不失"性趣" /159
月经量多少才正常 /161
月经量少影响生育吗 /161
为何来月经前性欲强 /162
月经期为什么会嗜睡 /162
结婚 1 个月为何次次都"见红" /163
生育太晚畸形儿多 /164
丈夫血液帮助妻子怀孕 /164
子宫后位是否影响受孕 /165
妊娠期性生活有讲究 /165
分娩后阴道不会松弛 /166
产后首次性生活用点润滑剂 /167
妇科小手术后多久能行房 /167
流产后多久能同房 /168
人流术后没了"性趣"怎么办 /168
人流术后为何闭经 /169

流产后应立即避孕 /169
重复流产易致不孕 /170
女性运动谨防受伤 /171
停用性药影响性生活吗 /171
没有性生活为何患妇科病 /172
性爱过频女性易患上尿路感染 /172
安全套可减少妇女盆腔疾病 /173
宫颈糜烂认识 4 误区 /173
有性生活后应定期做宫颈刮片检查 /175
生殖道炎症并非都与性生活有关 /176
解读白带化验单 /177
阴道干涩年轻用润滑剂,更年期用雌激素 /178
更年期女性为何"醋意"浓 /178
妻子更年期丈夫学做"垃圾桶" /179
怎样才算是"早更" /180
女性更年期快步走最好 /180
更年期心血管为何易损 /181
支原体阳性是不是性病 /181
双子宫不宜放节育环 /182
为老公的性"充电" /182
让老公吃出性健康 /183

第四篇 中老年"性福"

50 岁男人性满意度比 30 岁高 /186

中年夫妇应热忱接纳即兴做爱 /186
中年夫妻不必为欲望降低而忧愁 /187
中年夫妻试试分床睡 /187
分居久了性能力会降低吗 /188
夫妻同床不要勉强 /188
老年性事亦在"心" /189
晚年"性福"不丢人 /189
"性不老"的秘密 /190
测测你是否"老化" /191
老不老看"角度" /192
爬楼梯可测试老人性体能 /192
性爱点染夕阳美 /193
中老年人别拒绝"打情骂俏" /194
肌肤相亲缓衰老 /195
老人性爱贵在坚持 /196
雄激素水平与男性寿命有关 /197
坐浴提肛可防性衰老 /198
老人性问题女比男多 /198
老年夫妻如何解决"性欲偏离" /199
老人突然性亢奋怎么办 /199
适度性生活可预防老年性阴道炎 /200
老人压抑性欲有害 /201
老人性爱为何经常不射精 /201
老年 ED 男性多发骨质疏松 /202
前列腺也会长结石 /202

患前列腺炎要禁欲吗 /203
性生活少为何也患前列腺炎 /204
老年人也能用避孕药 /204
刚洗完澡别吃伟哥 /204

第五篇　医生提醒

如何向医生叙述性生活 /208
延长阴茎得不偿失 /209
阴茎"入珠"应慎行 /209
双阴茎 /210
"三高"人群也能享受性爱 /211
高血压患者过性生活悠着点 /212
乙肝患者如何过性生活 /213
不要骗孩子说"你是捡来的" /213
打屁股影响孩子性健康 /214
何谓安全性行为 /215
少年性行为有什么害处 /216
性爱被打断会有不良后果吗 /216
抑郁让你失去"性"趣 /217
贫血是否影响性欲 /218
"借性浇愁"愁更愁 /218
性爱后腹痛别仰卧 /219
何谓房事挤压综合征 /220
如何治疗梗阻性无精症 /220
心悸、性欲低是何病 /221
青少年侧卧睡眠精索易打结 /221
睾丸萎缩 4 病因 /222
单侧隐睾 3～6 岁手术好 /222
睾丸变大为何性功能下降 /223

夏季注意给睾丸降温 /224
附睾炎应该怎样治疗 /224
男人醉酒后性爱很受伤 /225
嗜酒损害性功能 /225
长期吃素性欲会减退 /226
中年男性如何迈过"缺雄"坎 /227
男性补充雄激素要慎重 /229
性功能失常不是不治之症 /229
什么情况适合装阴茎假体 /231
伟哥应该怎样吃 /233
伟哥损伤男性生殖力 /234
专家教你提高受孕率 /234
治疗不孕症有新突破 /235
房事过频是否影响怀孕 /236
人工授精并非人人皆宜 /237
人工授精增加婴儿畸形率 /238
治疗不孕应有信心与耐心 /238
第一个"怀孕的男性"自己通过试管受精怀孕 /240

有种"性病"在心头 /241
关于性病的十大事实 /242
性病不一定经性传播 /243
淋病感染后有何害处 /244
性病疱疹为什么难治 /244
梅毒"伪装"多 /245
如何得知是否染上了梅毒 /246
梅毒潜伏期为什么较长 /246
保持阳刚不能光补肾 /246
买保健品壮阳要慎重 /247
网购性用品注意安全 /248
精神疾病不包括同性恋 /248
17岁学生当"牛郎" /249
阴阳人判入狱女监 /250
美国开先河为性罪犯去势 /250
壮阳食谱和营养品有哪些 /251
男人性保健食物 /251

第一篇
性健康

古代皇家的性启蒙

我国的传统文化中十分注重传宗接代,作为统治一个王朝的皇室,对皇帝婚前的性启蒙尤为重视。早在皇太子或小皇帝进入青春期以前,就已经开始对其进行性启蒙教育了,担任这一性启蒙任务者是宦官。

皇宫中藏有大量的春宫画,还开辟专殿。内有展示两性交合的壁画和塑像,宦官负责开启殿门。据《万历野获编》记载,明宫内廷有欢喜佛,皇帝大婚前,由宦官陪皇帝入此殿,先行礼,礼拜毕,令抚摸隐处,默会交接之法。

皇家还在宫中豢养了小动物。用小动物本能的活动,提示两性关系的概念。明代《禁御秘闻》中说:"国初设猫之意,专为子孙长深宫,恐还知人道,误生育继嗣之事,使见猫之牝牡相逐,感发其生机。又有鸽子房,亦此意也。"

据一些史料记载,清代在制度上曾规定,皇帝大婚之前,要先选宫女年龄稍长者8名,供皇帝"进御"。这8名宫女都有名分,被冠以四个宫中女官的职称:司长、司仪、司寝、司门。这种制度,意在使皇帝在夫妻问题上取得一些经验,以便在和皇后的性生活中能够从容不迫。

什么是"性文化革命"

20世纪60年代后半期,西方世界掀起了一场反抗资产阶级的文化解放运动。这场"文化革命",是以资产阶级的一切生活和性的清规戒律为直接靶子,以自我的身体——尤其是性的解放为主要方式来进行的。

20世纪60年代避孕药的出现让人在性生活中获得了空前的自由。当时青年人喊出"要做爱还要作战"的口号。

20世纪70年代,性领域开始真正地成为一个令所有人都趋之若鹜的战场。这是青年人一心一意地奉行享乐主义的年代,人们发现性已经无处不在。旧的价值观与传统所遵从的性已经被人们弃如敝屣。这是政治意识极为强烈的十年。任何极端的性行为方式都被赋予了一种潜在的政治意识。

20世纪80年代是传统的保守观念复兴的年代,艾滋病的出现似乎成了对保守主义性观念的肯定。"安全的性行为",这种说法应运而生。性主义者把一切罪恶的根源都归咎于20世纪60年代,开始大力宣传婚外的贞洁和婚内的忠诚。

20世纪90年代的人们没有在性领域提出什么激进的口号,也不再有任何以大规模形式出现的运动,这一方面是艾滋病带来的直接影响,另一方面也是社会更加多元化的表现。

当前中国正迅速走向世界,国人对于性的态度也正在受到西方文化的更大程度的影响而日益开放。因此,了解"性文化革命",引以为鉴是有益的。

为什么要坦然说性

性教育,指的是个人或特定群体在社会化过程中,由周围环境对他进行长期潜移默化的渗透,从而逐渐形成具有时代烙印和人群特征的性行为。

如何选择和适应自己的性事角色,理解自身及异性世界的变化,愉悦、和谐、幸福地生活,就成为人们必不可少的知识储备,这也就是性教育的主要内容。

纵观改革开放以来中国性教育的发展轨迹,最初是从知识的启蒙开始的。知识的普及必然促进观念的更新,谈"性"的环境宽松了,人们越来越注重生活质量,关注性的享受功能,也把性生活摆在了婚姻生活的重要位置。

为什么要坦然说性?其目的是要塑造"知性"新人类。我国目前还存在着性教育还不为所有人所接受,青春期性教育还不能被列入教学日程,对协调成年夫妻性生活和谐还是盲点,社会青年的青春期后期性教育几乎是空白,致使婚前性教育处于"三不管"地带。

应当明确的是:性教育的有序开展只能使社会更规范、文明,而绝不会导致性泛滥。

 纵欲有错吗

看见纵欲两字,很多人感觉是负面,甚至和淫荡扯上关系。性学家指出:医学上所谓的纵欲,是一个带有浓厚性评价味道的字眼。性欲旺盛绝不是病,如果没有影响日常生活、工作或社交,例如精神不够、神色委靡,性生活频密就不算是问题。做爱的次数是很难界定的,纯粹因人而异,而且满足感亦非以次数来度量。性欲犹如其他欲望,每人需求不同。

一般来说,男性性欲最旺盛的阶段是 20～30 岁,女性则会在 30 岁之后,正是俗语所说的狼虎之年。其原因除了生理结构不同外,可能与时间配合有关,性对女性来说一直是禁忌,尤其在以前,甚少讨论。不论是技巧还是前戏的感受,有些整个过程只有 30 秒,女性需要经过较长时间才开始懂得享受性爱,所以要迟一点才会让人有性欲旺盛之感。

性学专家同时指出,性欲旺盛不分男女,出现问题通常是与伴侣对性的想法不协调,"你想我不想"之下便觉得对方要求太多。

 "人类性行为档案"调查

2006 年度"人类性行为档案"的调查报告最近新鲜出炉。该调查跨越 29 个国家,共有 27500 名年龄在 20～60 岁的男女接受了调查。结果显示,与同年龄的女性相比,男性对性生活的满意度更高。

◆ 50~55岁

在所有参与调查的人当中,认同50~55岁是性爱黄金时期的人比例最高,尤其是男性。这个结果出人意料。

◆ 50~60岁

东方人,例如日本、印度等国的大部分女性都在50岁时就停止了性活动,而在美国、加拿大等西方国家,妇女60岁时仍旧保持适当的性生活。

◆ 30%

很多人认为年龄对于性生活的影响其实不高,反而是身体健康问题以及沮丧、焦虑等外因对性生活的影响较大。参与调查的人中,30%的人回答,心理状态决定着他们能否更好地享受性生活。

◆ 2/3

调查还发现,性别越平等的国家,女人对自己的性生活越可能感到满足。在发达国家的受访者中,大约2/3的女性对自己的性生活感到满意。

◆ 18%和10%

日本是世界上最不"性"福的国家,数据显示,只有18%的男性及10%的女性满意自己的性生活。

◆ 90%

对性的满足并不等于对性关系的满足。调查中发现,新婚夫妇对于性的满足程度高于结婚多年的人,当他们的婚姻关系出现不稳定时,90%以上的人认为他们的性质量因此受到影响。

性健康要非常重视

中国青少年性生理和性心理的成熟年龄提前,性成熟和婚前性成熟期延长的趋势将继续呈现。

性与生殖健康是青少年健康成长与发展的重要组成部分,

性健康了才健康

青年的生殖健康状况关系到未来人口的整体素质。未来几年,中国青年的保健意识将不断增强,锻炼行为将有所增多。但是,由于生殖健康教育相对滞后的状况难以在短时间内改变,许多青年性健康知识的缺乏依然会直接导致未婚先孕、未婚流产、性病、艾滋病流行等。这些问题将持续不断地对青年生殖健康产生冲击。

此外,青年和未婚青年的性与生殖健康需求未能得到充分重视,大众传媒普及性与生殖健康方面的科学知识不够,以及尚未形成有效的青少年生殖健康教育与服务工作机制等因素都将制约青年生殖健康和性健康。

诗经曰:"靡不有初,鲜克有终"。意思是没有良好的开端就很难取得满意的结果。人们的性心理、性观念的发展也是如此。孩提乃至青春期引导上的失误,有可能毁掉一个人一生性心理和性行为的健康发展,影响他们一生的"性福",甚至出现因性问题所致的身心伤害,极少数人还可能走上堕落和性犯罪的道路。

我们发现越是被家长、教师严加保护和宠爱的孩子,越容易遇到性生理和性发育带来的焦虑。

为什么有这么多的高三学生会在紧张的高考前冲刺阶段提出手淫这类问题?经过仔细分析,便不难理解了:第一、这些孩子初中时没有接触到那么多对手淫的批判,故虽然有手淫也没有什么异常症状;但高中后就不一样了,虽然手淫次数不一定多,但对手淫的忧虑却在不断加重。第二、由于学习压力增大,高考迫近,心理冲突严重,于是注意力便转移到非学习方面,而最有可能的便是他们知识的盲区性问题。第三、现在的青少年缺乏挫折教育。

事实上,许多青少年的性焦虑并不是真的因疾病所致,而是因为缺乏科学的性知识,自卑心理及不能正确对待自己所致。总要求自己是最好的,只要是身体、体重、长相、发育等方面有一点点不如人,就情绪低落、悲观、痛苦。

6个性爱真相

美国"福克斯新闻"近日刊文列举了6个性爱真相：

1．性高潮时大脑"短路"。性高潮时候，大脑的某些区域处于关闭状态，而其中一个是控制恐惧和焦虑的大脑区域。

2．男性性高潮不见得勃起。《性高潮的科学》一书指出，即使阴茎软绵绵的，男性也能体验射精和高潮。

3．男人乱性增加癌症危险。多个性伙伴会致男人患癌危险增加40%。

4．抗抑郁药物毁灭"性趣"，抗抑郁药导致多巴胺抑制，可能使患者的性欲和高潮丧失殆尽。

5．汗味传达性信号。美国赖斯大学最新研究发现，女人能够从男人汗水中评价性质量。

6．喷嚏预示性唤起。英国《皇家药学会杂志》刊登的一项研究表明，性唤起可能会引发喷嚏。有些人高潮后也会打喷嚏。

四季房事春最佳

在祖国医学理论中，天人相应合为一体，对待房事也是一样。《内经》中形容四季的主气是：春生、夏长、秋收、冬藏。房事也可以依此有度地进行。春天，夫妇双方都不必禁锢，也不必刻意追求，只要情绪好，心情好就行。春季又是肝经主气，肝气性喜舒畅，最怕抑郁，所以，在肝主气的春季里，应保持好心情。

现代医学认为，春季是优生优育的季节。男性精子的质量以冬、春季为佳，女性在春季里受孕率最高。以色列专家对650位接受人工授精妇女进行的4年跟踪调查表明，四季变化对妇女怀孕生育有着明显影响。春天是最佳受孕季节，成功率最高；其次是夏天和冬天；秋天最低。其原因是春天日照时间变长，多晒太阳有助受孕。他在阿拉斯加的调查表明，一些爱斯基摩妇女在冬季6个月经常没有月经，也不排卵，而在夏季的6个月中却易怀双胞胎。而且春季受孕，妊娠中期刚好在夏季或秋季，此时流行性感冒和病毒感染机会较少。人的大脑发育刚好在妊娠中期之后，特别是在妊娠最后3个月。这个时候孕期感染少，无疑有利于胎儿的大脑发育。

性事也要"练三伏"

夏季的阳光打造出古铜晶亮的胴体；薄纱勾勒出惹火动人的曲线；光照甚至会抑制大脑内褪黑素的释放，使人兴奋增高，让双方的性趣变得更加高涨，性事频率自然会增加。

但是，中医养生论著里明确提出："大寒大暑，皆不可性交"。那么我们应该如何根据时令来调节性生活的频率呢？

中医的说法有一定道理，因为炎热、湿闷难耐，特别容易造成大汗淋漓、呼吸不畅、烦躁不安等表现，尤其对于患有一些慢性疾患的中老年人来说更是如此，确实应该注意节制。

不过从另一个角度看问题，只要平素身体健康，性生活完全可以按照四季变化作合理调节。夏季属于人体新陈代谢最活跃的季节，只要注意劳逸结合，性生活也可以不受太大影响，"冬练三九，夏练三伏"嘛！这样身体才能更好地获得"顺四时、适寒暑"的能力。而且越不爱活动就越是怕热、越觉得热，机体适应外界环境的能力就越差。

"夏练三伏"能使皮下毛细血管扩张，汗腺充分开放，散热能力更强。夏季高温闷热，人体消耗很大，各器官更容易衰老，如果坚持多活动，还有抗衰健体的效果。如增强和改善心血管、呼吸、消化、代谢和内分泌等系统功能。

总之，夏季性活动既要注意安全，又不要因噎废食，要让身体健康，就要学会适应大自然。

夏季性生活,应该避免过分贪凉。使用空调时应让室内外温度相差5℃左右,室温最低不低于27℃,还要注意防止空调风直吹人体,引起"性爱感冒"。

性爱之后如果感到口渴、浑身黏腻,还要立即去冲冷水澡,这样非常容易受凉感冒。最好稍事休息,待体内血液循环恢复正常后再起来冲个温水澡,喝杯加盐的牛奶或豆浆,切忌事后立即喝冰水。

秋季性趣需收敛

秋季,人的性生活,作为一种生命活动,一种自然界中的现象,应该如何顺应自然界的变化来进行呢?

《素问·四气调神大论》指出,秋天的养生要领是"使志安宁,以缓秋刑;收敛神气,使秋气平;无外其志,使肺气清。此秋气之应,养收之道也"。对房事也应遵守这一原则,即要修身养性,思绪宁静,不让意志外弛,以适应秋季寒凉肃杀的气候。

具体对房事而言,就是性欲的兴奋冲动不能像春天生发之性那样冲动,也不能像夏天阳亢之性那样兴奋,而是要有所收敛,房事应有所减少。一般来说,人们的阳气不足,可以借助春天生发之气、夏天阳热之气以温养生发阳气,而阴精不足的人,则可借助秋冬收藏之性以涵养阴精,保精的观念虽强调冬藏,实则秋天就已开始起步,为抵御冬季的严寒做准备。

另外,秋季对男性来说,会出现性欲减退的现象,常常表现为性交时无精打采,这是秋季燥气当令所致。因为燥气干涩易伤阴津,故有"燥胜则干"之说。秋令之际,不仅影响行房的情绪和欢悦,还可带来阴茎与阴道摩擦的疼痛和损伤。为预防发生上述情况造成性生活不愉快,秋季行房可适当延长前戏的时间,以充分调动双方的性欲。

秋燥可致"性趣"减退

秋季很多人都反映自己性欲明显减退。秋天是个干燥的季节，会使人们的性欲有所收敛，导致性欲减退，夫妻要从心理上接受，充分沟通，不必过分紧张。

一些男性因为秋燥可能会出现暂时的勃起功能障碍（ED），主要是因为秋燥，性兴奋不足。同样，女性入秋也会出现性欲减退的现象。

秋季是收获的季节，万物少了生气，开始收敛。按照传统中医理论，到了秋天，人体内的阳气和精气都开始收敛，为冬天做准备。所以，秋天出现性欲减退现象是很正常的。尤其是体质敏感的人群比较容易出现这种情况。

人体在夏季性欲较为旺盛，入秋之后，夫妻之间性生活减少，这样就会存在一个反差，夫妻首先要从心理上接受这种反差，然后逐渐调节即可。

"欲不可纵，但也不可无"，夫妻之间秋季要适当减少性生活次数，但无需刻意避免性生活，因为长时间无性生活也可致性能力下降。

用太极、游泳、跑步等运动来调节情绪，再辅之俯卧舒展，能较好地促进性生活协调。

冬天性爱盖着点

冬天对男性健康来说，是一个大挑战。男人在冬天要特别注意防冻，像腰、腹、背部和手脚等要保护好。尤其是性爱过程中，一定要盖着点。

男人冬季受冻可能会诱发或加重一系列疾病。首先，冬季寒冷可能会诱发、加重前列腺疾病。据统计，约50%的男性曾发生过前列腺炎，50岁以上的男人中超过一半患有前列腺增生。前列腺是男人的软肋，极易因寒冷环境而加重疾病症状，出现尿频、尿急、小腹疼痛等。其次，冬季受凉很容易使关节肌肉等受伤、疼痛，出现关节疼痛、肌肉疼痛、软组织损伤等，这些在上班族的性爱后较多见。最后，寒冷的刺激可能性会影响男人的性欲，使之失去"性"趣。

专家指出，背部有主一身之阳的督脉，一旦受凉就会导致阳气受损，出现腰背疼痛；手脚受凉则容易导致关节疼痛。在临床上，有一些男性就是因为性爱没有注意保暖而受凉的。有的人过分心急，性爱时觉得盖着被子不太方便，喜欢"敞亮"着行房事。对于有前列腺炎、腰肌劳损的人或体质较虚的男性，最好能穿背心、戴护腰等。入冬以后，可以在床上准备一个轻便的薄绒毯，性爱时一定要盖着腰背。此外，不要在寒冷的地方待太久，如果在喝酒和吃辣椒后大量出汗，不要急于脱衣服，因为这时最容易受寒感冒。

如果是体质虚弱或已经受寒的男性，可以在每天晚上9点左右用热水泡脚。有前列腺疾病的男性，若已经生育，可以采取坐浴15～20分钟，非常益于前列腺疾病的康复。

性爱中的"黄金律"

几千年前古希腊美学家提出的"黄金分割律"，在性爱养生方面也有许多适用价值，甚至能帮助我们破译性爱中的许多难解之谜。

◆ 情欲调控 人是感情动物，富有七情六欲。情感影响着人体内部生理功能的运转状态，从而决定着人体免疫功能并直接影响人体的健康和寿命。因此，我们每一个人都要学会调控与平衡自己的情欲——学会忍耐的同时，也要学会宣泄。通常，心理平衡程度以"四分宣泄，六分忍耐"为机体保持健康的最佳平衡点。

◆ 和谐性生活 性生活一般可分两个阶段，就是性交的前奏

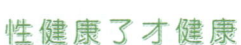

和性交两个阶段，那么应该是四分性交，六分性交前奏。比如整个性生活为半小时，性交前奏应有 18 分钟，而性交 12 分钟，这样的性生活可能是最和谐、最甜蜜、最有激情、能使双方都达到性高潮的。

"性福"需要高"性商"

为解决性问题的认识与研究的理论分歧，专家提出了一个全新的科学概念——性商。"性商"包括性健康水平、性生理能力、性心理调适及性互动能力等多个方面。就男性而言，包括性渴望度、勃起功能、持久能力、性爱频度等自身能力，以及帮助配偶达到性愉悦或性高潮的能力，同时还包括在生活环境变化中遇到相关问题时，运用一定的知识手段保持一定的健康心态进行自我调适的能力。

据资料显示，我国男性中有 1.47 亿人患有勃起功能障碍疾病，40～70 岁的男性高达 52%，而主动就诊的不足 10%，原本应该在 60 岁以上才会出现的更年期症状，不少男性因雄性激素的缺乏而大大提前。20 世纪 90 年代末，40 岁左右男性更年期症状发病率只有 0.8%，如今已升至 2.4%，短时间内就增加了两倍。中国男性性健康水平已呈现明显衰退状态。与欧美人比，中国人的性健康教育和相关的知识能力远远落后。在"男性健康日"，梧州市举办了宣传咨询活动，全市至少有五六万名男性病患者，结果到场咨询的仅有 9 人。

人的一生有 1/3 在床上，要是床上不幸福，那么 1/3 的人生就不幸福，而且这 1/3 肯定要影响那 2/3。对自己的性心理有充分的了解，能坦然地与他人谈论性时，你就达到了高性商即性成熟的标准。

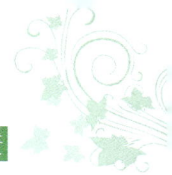

4种情况下不宜过性生活

◆ **无欲** 合理、和谐的性生活，应在双方有要求的情况下进行。如一方有要求时而对方无欲则不宜，夫妻双方应相互体谅，让性生活为彼此身心健康带来裨益。

◆ **心情不佳** 夫妻在一方情绪不佳时勉强过性生活，不仅体会不到性生活的快乐，还会使心情不佳一方对此产生反感。如此反复会导致女性性冷淡或男性阳痿。

◆ **环境极差** 在脏乱不堪的环境里过性生活，会影响男女双方的精神状态，降低性生活质量。不卫生的环境，还易损害伴侣健康。

◆ **准备不充分** 有些人不懂得女子性生理特点，不做好准备工作就急于性交或因时间仓促匆匆而就，草率收兵。这些做法均不能使女方达到性生活的高潮，这也是导致女性性冷淡的主要原因。

7个时间段夫妻莫亲热

◆ **重病初愈** 一般说来，患病期间应杜绝性交。由于疾病的种类繁多，病情轻重不一，最好本人坦率地向医生征求意见。

◆ **过度疲劳、醉酒或情绪不好** 男子在醉酒后，其精子可发生畸形，如果受孕，会影响胎儿。

◆ **月经期间** 一般情况下，女性阴道分泌物呈酸性，能杀死外来细菌。但在月经期阴道分泌物被经血中和呈碱性，成为良好的细菌培养基；来月经时，子宫内膜脱落，子宫内有伤口，子宫口又微开，性交易将细菌带入，引起生殖器官发炎。如果女性原来就有慢性盆腔炎，经期性交更会引起急性发作。经期性交也可加重子宫充血，使经血增多、经期延长或经期不适加重。

性健康了才健康

◆ 妊娠头3个月及最后3个月　妊娠初期，胎盘在子宫里未长牢，性交易刺激子宫收缩而导致流产。在妊娠后期，性交易引起早产、子宫出血或产褥热。妊娠的其余月份性生活也要节制，动作不应剧烈，不要过分压迫女性腹部。

◆ 分娩后至子宫复原（6～7周）以前　此时性交会引起生殖器官发炎，子宫出血或妨碍会阴、阴道伤口的愈合和产后健康的恢复。如果产后阴道血性分泌物（恶露）持续时间较长，则节欲时间也要相应延长。

◆ 女子放环（或取环）及男子输精管结扎后　在上述情况发生的两周内禁止性生活。女子作输卵管结扎后，一个月内要避免房事。

性爱恐惧4原因

近日，美国婚姻家庭治疗协会指出，该协会完成的一项调查显示，性爱恐惧主要来源于4个方面。

◆ 没理由地走神　很多人会在性爱中突然分神。一般自信、专注的人分神概率较小。所以，夫妻要相信自己有能力缓解身体的紧张感，把性爱当成一种娱乐。平日可以和伴侣聊聊性幻想，加强沟通。

◆ 到不了高潮，或没有那么快获得高潮　当高潮成为性爱的唯一目的时，悲剧的种子就已经埋下。不是所有人、不是每次性爱都能获得高潮。夫妻们还应记住，高潮虽然需要彼此共同努力，但还是可遇而不可求的。若是放轻松，结局会更美妙。

◆ 一方"太快"　当丈夫过多担心自己是不是太快时，其负面影响就会在性爱中表现出来。要缓解这一恐惧，夫妻不妨尝试分床睡，多些性幻想。同时，在性爱中尽量放慢动作，充分享受每一丝愉悦。

◆ 勃起消失　一旦勃起有所变化，男性就会异常恐慌。这种焦虑情绪对夫妻的不良影响极大。其实，勃起减弱了，绝不是某个人单方面的问题。而且，有时性爱并不需要完全勃起，比如可以用亲吻、爱抚或其他方式，代替实质性交。

青春期开始越早性功能越强

许多年轻人往往以为只要"两情相悦"就可以结婚成家了，极少考虑到对方的性健康状况、性欲强度及性能力等问题，而这些正是许多夫妻婚后性生活不幸的重要原因。

要解决这些问题，建议婚前准夫妻可以多做一些"性商量"。这种"商量"并不是领结婚证时领的那张性教育光盘，而是对双方性健康的更全面了解。

准夫妻们首先应该去医院做生殖器和性功能的检查，发现疾病及早治疗，避免今后在婚姻生活中发现而影响夫妻感情和生活质量，严重的甚至会导致离婚。

性商量，还可以去心理门诊做性心理咨询。此举并非"治病"，而是为了在心理医生的指导下正确沟通彼此对性的看法。

每个人的性欲强度是不同的，一个性欲旺盛的人选择一个性欲低的人，婚后性生活是很难融洽的。

女人与男人的性生理强弱程度是有"时间差"的。美国性学家金西经过大量调查发现：青春期（以首次月经、遗精为准）开始得越早，人的终生性能力就越强，表现为性生活频度高，连续性生活多。这一发现适合于85%的人。男性性能力在18～25岁最强，以后不可逆转地逐步下降，大约每10年下降一半。女性性能力在35～45岁最强，之后开始下降，但下降速度慢于同龄男性。

男女性欲强弱还有"空间差"，也就是从小生活的环境差异。一般来说，从小接受新文化和新思想较多、善于在性生活中发现乐趣及浪漫色彩的男女，与配偶协调性生活能力较强，性心理十分丰富。生活在愚昧、封闭环境中的人，则常常发生性心理的偏见和障碍。分别在两种环境下的男女结合，就更加需要沟通，才能使婚后性生活美满。

自慰有害吗

自求解决性需要的行为叫自慰，又叫手淫。手淫是较古老及传统的形容词，而且有狭窄的观念，望文生义是用手去促成快感。而自慰指出个人用不同方法达到快感，是一种自我安慰的行为，此名称较为贴切和有文化。

自慰可以说是人生发育过程中必经之途，男女都会有自慰的行为，但因生理结构的关系，进入青春期或之后没有性伴侣的男性，多会采用自慰行为，因为男性性器官发育完成，前列腺成熟，睾丸会制造精子，若储量爆棚，便需出精，自慰可助出精，否则也会有梦遗情况。女性的性需要大多较淡，但假若女性发现利用磨擦阴蒂带来快感，她们也许会重复尝试，享受刺激。因此，自慰不一定有害。

"性福" 6项标准

你们的性生活是小康水平，还是尚未脱贫？真正的"性福生活"是夫妻达到生理与心理的共同满足。对比下面的"小康标准"，你达标几项？

标准一：爱的联结　不将"性"和"爱"分离开来，坚持在性生活中，让"心灵"占中心位置。把性生活看成是夫妇关系中极为重要的部分，都愿意并致力于自身和对方的性满足。

标准二：无对无错　性生活和谐美满的夫妇懂得：性生活没有绝对标准，不存在如何才对、如何不对的问题。只要对方满意，就是"性福"的。

标准三：克服说"不" 有一些女性对于丈夫的性要求常会说"不"。性生活和谐的夫妇，双方都以满足对方的性要求为重，都会想法克服自身的抗拒，克服说"不"。

标准四：弥补差距 性生活美满的夫妇也会碰到"男女差距"的问题，但是，由于他们都有为对方着想的精神，所以会主动弥补可能存在的差距。

标准五：敢谈禁忌 性生活很成功的夫妇懂得：希望对方或双方共做某一新的行为、动作、姿势或方式，并不意味着有什么错处。

标准六：美妙平衡 在性生活中，双方都要付出与接受。在夫妻之间建成一种互相愉快、主动、完全的给予与接受的平衡，使他们的性生活快乐无比。

对性的4个误解

误解一：阴毛是多余的 很多人认为反正阴毛也没有什么用，刮掉也没事。其实不是这样的，阴毛就像我们的一切毛发一样，善于储存我们的体味，然后再慢慢发散。除了这个原因之外，在性交时阴毛也可以减少摩擦，减轻疼痛。

误解二：性交多了，阴道就会变得宽松 几乎所有的人都认为：处女的阴道最紧绷。之后女人性交的次数越多，阴道就会越宽松。其实，只要了解一点点医学常识，就会知道有多荒诞。阴道肌肉具有弹性，在每次性行为后，很快就会恢复正常状态。

误解三：乳房大的女人更激情 很多男人认为，乳房大的女人很性感，小乳房的女人一定是性冷淡。可事实上没有任何一项研究能证明女人的乳房大小与她们在性行为的反应有关联。

误解四：当女人说"不"时 很多人都认为，女人不承认自己有性趣，女人必须用这种小手段来让男人对自己的兴趣更持久，更激情。所以，在男人嘴里，有一句很流行的话，就是

性健康了才健康

"女人的'不',意思就是'是'!"但是,现代的女性,可以坦然地说出"我要"!所以,现在大部分女人跟你说"不"的时候,她就是在说"不"。如果你坚持"是",她很有可能会真的和你翻脸。

轻松自测性能力

不少男人总会感觉精力不如从前,尤其当性功能稍有减退时,更是忧心忡忡。其实,你可以通过以下简单方法自测一下自己的性功能是否正常。

◆ 阴茎能否迅速勃起　当你对性产生兴趣时阴茎能迅速勃起,或稍迟片刻勃起。一旦勃起,就能进行满意的性生活。这说明性功能没问题。如有时能勃起有时不能勃起,勃起后坚持不到射精就疲软下来,这说明有了小问题。如长时间没有勃起过,那问题就严重了。

◆ 性生活主动　如每次过性生活都是你主动提出,或妻子主动提出,你积极响应,这说明你性功能正常;如妻子不主动提出,你就不会产生"性趣",这说明你的性功能有了小问题;如在妻子的诱导下也不"动心",这就有了大问题。

◆ 有正常的性生理和心理反应　正常的男性,如果见到年轻漂亮的女子都会有所想象,见到妻子裸露的肌肤就会忍不住想去抚摸。在上述情况下,如果不产生任何性想象,说明你的性功能开始变得迟钝。

性欲归生理,性趣属精神

很多人把"性趣"和"性欲"混为一谈,觉得都是表达对云雨之情的渴求。其实,二者有很大差别。

性欲是指一种驱动意识，即客观寻找和性本能相关的性和爱。它代表着面对一般刺激行为而本能产生的心理反应。性趣虽也驱动意识，却是对性与爱的主观寻找。前者是生物学的生理反应，是由身体分泌的性激素来调控的。而后者则是因感情、愉悦的积累，所诱发的精神向往与追求。

如果人们感到性欲减退，一般是生殖内分泌出现问题，属于病理情况，应及时到医院查明原因并接受治疗。性趣的减退大多属于精神心理因素，可能是夫妻在感情交流方面出现了问题。

性欲与性趣是相互影响的。比如，男性性功能障碍容易造成男性自尊、自信的丧失，同时对性的渴求减退，也就是性趣淡了。

对女性来说，性趣比性欲更重要。首先，女性对性的渴求，精神因素比重更大一些，更多时候需要细腻的感情和缠绵的温存，才能激发起内心的渴望。其次"趣"字代表了性爱灵活多变的形式和丰富多彩的过程。

如今，我们常说"前戏"对性生活的重要，也是因为"戏"会带来"趣"，让性生活有所不同。

不论性趣还是性欲，要让两者长期处于高水平，关键在于给夫妻关系保鲜。自信、自尊是渴望性生活的基本保证，而和爱侣交流、了解对方的需求，是改善性生活的不二法门。

有哪些原因造成性欲降低

除了抑郁症会令人失去性欲，各种身体、社会或心理因素，伴侣间的感情关系也可能会影响性欲。有小部分的性欲障碍因生理因素造成，因身体的疾病如糖尿病、激素失调及任何严重的疾病引起身体过分虚弱也会令性欲降低，某些药物如抗高血压药物也会对性欲有影响。

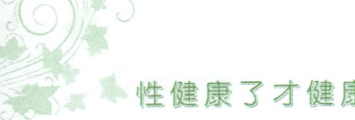

性健康了才健康

当然,性欲降低的最主要原因要数伴侣间的感情冲突,常是愤怒或抱怨,自卑、缺乏自信及彼此信任缺失也是原因。

此外,对性抱有不切实际的期望,伴侣间关系冷漠,对性感到单调与乏味,性需要较多的一方不断要求做爱所带来的压力,热恋过后要面对生活上的琐事等因素,也会令性欲降低。而害怕怀孕也会令性欲变得过分抑制。而且无论男性还是女性更年期所带来的性欲减退的问题,近年似乎也引起了不少人的关注。

如何治疗性欲降低

治疗性欲降低,最主要的是要找出病因,继而进行适当的治疗,若是伴侣间的关系出现问题,婚姻治疗是更重要的一步。

不少对性失去兴趣的男性,都不觉得自己有什么问题,也不愿意寻求协助,直至因性问题而令婚姻亮红灯,或出现精神或生理问题,这些男性应在妻子鼓励下,踏进正规医院的性问题门诊。因此,妻子及时发现丈夫是否患上了抑郁症非常重要,因此病对性生活无兴趣,若能及时服用抗抑郁药,可重新恢复对性爱的兴趣。

互动的性更和谐

性爱是人类的一种神圣的感情,有了性爱才能有新生命的诞生。

良好的性生活要靠夫妻共同的努力。中国人民大学的一位教授曾做过"夫妻性生活中交流与互动"的研究。该调查以大城市中高文化人群为对象进行问卷调查。调查结果显示,多数人的性生活平和,但近四成的人在性生活中有一种被对方强迫或支配的感觉,有一半多的人在自己不喜欢或没有心思时过了性生活。调查还发现，大多夫妻性生活的方式比较简单。有近一半的人从来没有在性生活中开过玩笑或闹着玩，同样多的人在性生活中从来没有运用过口交的性爱方式。四成多的人从来没有改变过性生活方式、地点和时间，而且性生活中的感情交流也存在问题。有近三成的人没有相互交流过对性的感受，同样多的人从来没有促使对方对性生活更感兴趣。还有1/4的夫妻从来没有在对方面前裸露过。

这些性生活中的不佳表现，使相当多的夫妻在经历一段性生活后，开始对性生活失去兴趣，兴奋不起来，兴奋持续的时间很短，性高潮来得太慢或无法达到性高潮。由于长期体验不到性高潮的快慰，一些夫妻采取了冷淡性生活甚至拒绝性生活的做法。更糟糕的是，因为夫妻性生活不和谐、不愉快，还使一些人产生了另寻新欢的想法。一位妻子曾这样咨询有关专家："我的性生活寡淡无味，换一个人该是最好的办法吧？"专家回答："在性生活中，你亲吻或拥抱过你的爱人吗？你是否关心了你爱人在性生活中的感受？你努力使你的爱人快乐了吗？如果没有，那换一个人又有什么用呢？"确实，人类的性爱是一种生理活动，但同时又是世界上最高级动物的高级精神交流，脱离了感情互动，不但没有意思，还会影响性生活的频率和质量。

有关研究证明，和谐的性生活往往能使女性出现性高潮，这不但能使女性的激素分泌活跃，还使女性的皮肤更加柔软润泽，头发更加乌黑秀美，面容更加俏丽，还能增加受孕的机会。

性爱新技巧——以静代动

性学专家想出一种新的行房姿势，管它叫"未来姿势"，即以"静"代"动"的方式。他说这种姿势能使双方同时受到长久而激烈的刺激，引起生理和心理两种高潮。

大多数男人认为：性就是运动、奋力冲刺，是一种自动的性反应。现在，男人必须学习躺着不动享受快感的技术。

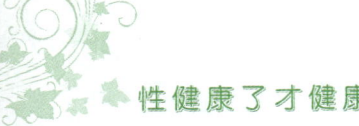

妻子要做的是使用中指指尖从阴囊下面开始,沿着阴囊缝向上,一直抚摸到阴茎。这样的刺激,能帮助男人把阴囊和阴茎综合成一个反应单位,代替过去养成的以阴茎为主的反应。

这样的性生活最困难的部分,是男人的骨盆必须保持静止不动,让女人负责刺激双方的性器官。学会这种技术,需要一段时间。但是丈夫一旦学会,就能享受无比的快感。

 ## 睡姿影响性功能

睡觉时的姿势不能一味顺从个人习惯和感官舒适。研究报告表明,睡姿与人的性功能密切相关。对性健康危害最大的睡姿是俯卧。因为趴着睡会使男性阴囊温度升高,并且这些热量不容易及时散发出去,对精子生长有不良影响,甚至会影响生育。

另外,当身体重量集中于胸腹部,使心脏受到压迫时,还会影响身体的血液循环,包括生殖器官的血液循环。而长期血液供给不足,有可能导致男性勃起功能障碍。同时,其胃肠、膀胱等脏器也会因受到压迫而影响正常功能。

睡眠时如果选择过高的枕头,也可能影响性健康。因为枕头过高会导致脑部血液循环不畅,使脑垂体分泌性激素的功能下降。时间一长,有可能对性欲、性能力产生影响,甚至导致性冷淡。

 ## 今晚你会怎么睡

古人云,十年修得同船渡,百年修得共枕眠。睡在一起也是一种学问,要多商量,甜蜜的小夫妻既要照顾对方的喜好,又要表明自己的需要,这样才可以一起甜甜入梦。

2007年末,自称"睡眠爱好者"的小A大夫在自己居住的北京某大型青年社区的业主论坛上发起了一次"共眠姿势调查"。

在对5种常见睡姿的调查中，1%受调者认为，什么姿势都有可能发生，因为两个人一夜之间会把这5种姿势全部上演一遍。

睡姿一：对虾式

40%的人喜欢从后面圈着对方，二人同向，通常由丈夫担任那只拥抱的"虾"。

心理学认为，从背后主动拥抱对方代表一种保护，表示拥抱者愿意主动给予被拥抱者爱和关怀。

"对虾式"的背后拥抱可能使夫妻双方身体最大面积地贴合在一起，产生一种"亲密无间"的感觉，让拥抱者充满无私付出的成就感，也让被拥抱者感觉到被疼爱和呵护的幸福。

超过25%的人在睡觉时会习惯性地朝向右侧。因为右侧卧不会压迫心脏，也不会造成夫妻彼此体重压迫，因此"对虾"们可以心满意足地安睡到天亮。

睡姿二：背后靠背式

20%的人选择背对背，各睡各的，互不相干。

如今，许多整天忙碌的小夫妻回到家多半疲惫不堪，背对背"赌气式"的侧卧不影响双方正常休息。同时，这种姿势减少了身体敏感部位的接触，在一定程度上减少了性爱次数，可以避免劳累过度影响身体健康。

睡姿三：面对面

1%的人选择两人侧身，面对着面，鼻对鼻。

面对面的"氧气分享式"之所以不被很多夫妻采纳，是因为两个人面对面睡觉时，双方长时间吸进的气体大部分是对方呼出来的"废气"，导致氧气吸入不足，而易使睡眠中枢的兴奋性受到抵制，出现疲劳，因而容易产生睡不深或多梦等现象。

睡姿四：螳臂当枕式

21%的人愿意枕着伴侣的胸肌、肩膀或胳膊睡，一般由丈夫承担"重任"。

心理学家认为，如果男性喜欢让女性依偎在自己的臂弯或肩膀入睡，一般反映男性有强烈的自我意识和大男子主义的拥有感。而女性头部枕在男性的肩膀上，这表明她是依赖于他的。

不过，这种睡姿，常常让他们睡得并不舒服。丈夫肩部和上臂的肌肉被妻子始终压迫着，有碍上肢血液循环，时间久了会引起肩臂酸痛。与柔软舒适的枕头比起来，丈夫的胳膊要坚硬得多，妻子的脖子于是要常常保持前屈的别扭姿势，很可能睡出颈椎病来！

睡姿五：自由式

17%的人采取两个人都仰面朝天，手舞足蹈随便摆。

如果你家里有一张足够宽的床，你尽可以和另一半采取自己最舒服、最喜欢的姿势睡觉。

事实上，睡眠的姿势不可能一成不变，正常人一夜之间会下意识地翻身，少则2～3次，多则30～50次，以求得舒适的体位。

3种不良睡姿要避免

第一是俯卧睡姿，也就是趴着睡。采取这种姿势，身体的重量作用于胸腹部，心脏和肺受到压迫，易使呼吸不自由，胃肠、膀胱等脏器也会受到压迫而影响正常功能。同时影响脸部皮肤血液循环，使面部皮肤容易老化。此外，俯卧使生殖器官的血液循环受到影响，而血液灌流不足被认为是男性勃起功能障碍发生的重要原因之一。

第二是仰卧时手压在胸部，压迫心肺，导致呼吸困难，容易做噩梦。

第三是蒙头睡觉。天冷时许多人喜欢把头藏进被子里，而蒙头睡觉随着棉被中二氧化碳浓度升高，氧气浓度不断下降，长时间吸进潮湿空气，对大脑危害极大。

男女性冲动差异大

据英国研究人员表示，如果将一个男人安排在他认为非常具有吸引力的女性身边，他的心跳一定会加速。但面对富有吸引力的男性，女人身体将作出怎样的反应却很难进行预测。

研究人员发现，男性身体在感觉受到刺激时经常发生反应，但只有一些女性的身体存在这种现象。这一发现证实了长期存在的质疑，即在本能的欲望面前，两性的反应无法实现"同步"。

科学家对1969—2007年发表的一系列研究进行了分析，共有超过2500名女性和1900名男性参与了这些研究。研究过程中，参与者被要求回答在面对性爱图片等一系列刺激物过程中以及之后，他们感觉到多大程度的兴奋。研究人员将他们的答案（主观兴奋感）与其生理反应进行比较，生理反应通过测量流向生殖器的血量加以体现。

男性的主观想法与生理反应非常接近，但女性的身体和想法之间往往相矛盾。虽然身体并未出现可以辨别的变化，但一些女性仍表示产生兴奋感。其他一些女性则恰恰相反，即使身体迹象表明她们已处于兴奋之中，但她们本人却表示并未产生兴奋感。类似这样的矛盾在男性中间很少出现。

加拿大性学专家表示："我们希望发现人类性冲动的主观体验如何密切反映生殖器的生理反应，以及在这件事情上男性和女性是否存在差异。"这些发现有助于未来有关两性差异以及性冲动反应方式的研究。

性冲动有生理原因

青年男女在热恋中容易因性冲动而做出荒唐的事。这固然与双方情感高涨相关，但有关研究发现，发生性行为仅仅归结于感情冲动是不够的，还需在女性的生理节奏上寻找原因。

经大量调查研究发现，初次偷尝禁果不少都发生在女性排卵期前一周左右的时间里。就生理而言，在此期间的女性由于垂体分泌的促甲状腺激素增多，可能使女性的"性趣"高涨，体内细胞受激素的影响，使皮肤产生一种"饥饿"感。此时的女性不仅肌肤变得光滑细腻，而且性情也显得十分温柔，宽容性最强。由于这种生理特性，对男性吸引力也会增加，而她们自己常常经受不住男性的绵绵纠缠，况且对象又是自己心中爱慕的人，因此，很容易受男方的摆布。

当然，并非说其他时间男性不会以"性"苦求女性就范，而是这样的要求较易被"性趣"不足的女性明智地拒绝。所以，未婚女性在了解自身生理特点后应把好理智的闸门，在谈情说爱期间应努力克制自己的感情，尽量不去"非常之地"幽会。对约会时"性趣"强烈的男性来说，此时更应对女方负责，要尽力克制和把持，学会"苦恋"，相信"苦恋"定会"甘来"，绝不能利用女性的宽容或"不设防"，就趁"虚"而入，否则将玷污爱情及婚姻的纯洁和神圣。

男女的性高潮有什么不同

男性的性高潮比较容易说明，在性行为运动最激烈境界——射精之后男性便达到性高潮。所以他们要求的性相对也简单些。

而女性的性高潮就较难解释，主要是性器官的生理构造，令女性产生性快感的部位如公认的阴蒂，也未必能在每次性行为中得到刺激。事实上，女性要有性高潮感觉，必须有生理和心理（与爱人做爱）的配合，所以大多数女性对做爱，是敷衍了事，要是性达到能与她水乳交融的层次，她会深恋那人一生。

男人可有多次性高潮

很多女人能体会到一次性交中多次性高潮的感受,在达到最终性高潮之前,她们甚至能一直保持着性欲被激发的高峰状态。男子则不同。但近来有报告表明,多次性高潮在男性中也是可能的。

实际上,在现实生活中,有些男子表示,他们可以在性交过程中达到一系列并不伴随射精的高潮,表现为阴茎节律性地收缩,有时甚至能有 6~8 次,让他们感到极大满足。当多次高潮积累在一起时,男人能体会到更深的高潮。

男性多次性高潮这一发现说明了这样一个事实,即男性可能不存在实际的不应期,他们也像女人一样,很容易达到新的性唤起。不过,具备这种能力的必要条件是,男人要有健壮的耻骨尾骨肌,并且要有第一次高潮完成后不必非停下来不可的意识,同时男性还要有强壮的体格。

大多数男子在成长过程中接受的性教育是,只有射精才是男人真正的高潮,正是这种片面的想法,导致他们放弃发现和训练自己不射精达到高潮的能力。调查显示,38% 的男性在 35 岁以后才具有多重性高潮的能力,而且很多是碰巧经历了多次性高潮,才一直坚持这样做的。但是,所有参与调查的男性都表示,如果跟不熟悉的伴侣过性生活,他们就很难达到多重性高潮。只有情感亲近,彼此没有强求的气氛,对方具有良好的性反应能力,喜欢长时间的娱乐式的性活动,两人才能享受到多次快乐。

肌肤相亲,快乐性生活

性生活的内容非常宽泛,包括接吻、拥抱、爱抚、性交等方面。专家认为:人体有一个功能系统长期被忽略或不被承认,那就是性系统。它包括全身的皮肤、黏膜、各种感受器官,该系统的中枢器官是脑。皮肤和黏膜等终末性器官的性感觉,经过神经冲动的传递,到达中枢性器官,产生性愉悦。所以,快乐的性生活不仅限于单纯性生活。

此外,性敏感区分布在身体的各个部位,而且是可以转移的,尤其是对女性而言,性敏感区分布更为广泛。这就意味着之前所强调的性高潮定义都是狭隘的理解。现代性治疗师也发现,持续地专注于单纯性生活,忽视身体其他部位的性敏感区,实际上可能使性感觉迟钝,并损害性功能。

现代性学家更强调多一些肌肤相亲、接吻等"边缘性行为"。从古到今,爱抚一直是人类性爱的重要形式之一。美国著名生物学家及性学家阿尔弗雷德·金赛还发现,在大多数哺乳动物的性交行为中,也经常有爱抚或其他的身体接触。

也有人说,爱不是"说"出来的,是"做"出来的,尤其中国人比较含蓄,不善于以言辞表达感情,只好用行动证明。然而,浪漫情怀需要营造,所以应该鼓励夫妻间多一些身体接触,这会带来身心高度的满足感,并巩固夫妻情感。

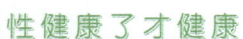 有自信才有"性福"

许多人自以为性知识丰富,殊不知这也要常更新。《和谐的激素》一书作者——美国注册性治疗师艾莉西亚·斯坦顿博士指出,以下是近年来新的性爱发现,对夫妻是个不错的提示。

性需求不会随绝经而降低

实际上,成熟女性更有性需求,也更善于把握性规律,即使绝经后仍然性趣不减。对性欲来说,雄性激素对激发男女性欲和性功能很重要,但其他激素的作用也不容忽视。如雌激素水平高,女性的性满足感强,而皮质醇会抵制性欲。

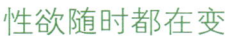

性欲随时都在变

爱情是性满足的基础,但就燃起欲望来说,激情、新鲜感更重要。性爱"口味"或性欲水平因人而异,也受到环境、工作压力等外界因素的影响。要想知道自己的性爱频率是否合适,最好的指示就是看看自己和伴侣是否对当前的性爱满意。

性有灵犀更要倾诉

性必须要坦诚交流和沟通,尤其是生活进入新阶段,如生子、绝经或男性更年期等,更要加强这方面的交流。如果发现自己的身体或性功能发生变化,应该及时让伴侣知道。

最美好的性满足是自己给自己的

即使暂时没有伴侣或两地分居,自我感觉性感和有渴望,也能给生活中增添激情。只有学会愉悦自己,才能确保在互动中,和伴侣共享"性福"。

人人都会性冷淡

性冷淡确实在女性中更常见,但不少男性也会"中招"。酒精、药物、压力、内分泌失调、心血管病等,都会影响男人性欲。

运动使性爱更富韵味

在聚会上,汤姆和苏·安德森手挽着手,依然恩恩爱爱。他们的"身体语言"似乎在说,他们并非"老夫老妻",而仍属"热情如火"的伴侣。有谁能想到,他俩结婚已有17年,而且都已逾不惑之年!

10多年前,尽管他们的婚姻称得上稳固,但略嫌索然无味。

性健康了才健康

几年前,安德森开始了一整套锻炼计划。随着体形的改善,她感到自己更为健美,也更具魅力了。在妻子的影响下,汤姆也参加了慢跑,最后体重减了 60 磅之多。时下,在当地运动俱乐部参加锻炼已成了他们最钟爱的消遣活动。随着体重的日渐减轻,他们的性生活也变得愈来愈富浪漫意味。就像安德森所描绘的那样,他们的性生活已"焕然一新"了。

几乎所有的健身运动都可明显改善性生活。据 2008 年所做的一项专题调查,男女慢跑爱好者中高达 66% 的人承认,锻炼改善了他们的性爱质量;而在自行车运动爱好者中,做类似表示的也达 67%。人类学家菲利浦·威顿对一些中年游泳爱好者的调查则证实,这些年过 40 的男女的性生活质量实际上可与许多 30 岁甚至 20 多岁的年轻人相媲美。

科学家们对为何参加锻炼可使性生活增加激情争论不休。有的科学家认为,一个原因就是锻炼促进了体质强健,增强了身体的活力。研究显示,即使是那些轻微运动——如每周 3 次,每次仅半小时,也能大大增加身体的力量和灵活度及柔韧度。

有的科学家分析说,另一个原因是由于运动能防止情绪抑郁。研究显示,运动时身体释放出的一种化学物质能使情绪高涨。有些人在参加慢跑 3 千米或等量的运动后,其"昂扬"情绪竟能保持长达 3 小时之久。

还有一些科学家认为,由于运动能有效降低人体胆固醇成分,因而它能间接地改善性生活。众所周知,胆固醇成分高的人其血管常常被一定程度的堵塞,于是性区和性器官的血流供应也受到一定程度的限制,而这又会使男性性器官的勃起能力减弱。

锻炼除了能增强心脏功能外,还能增强自信。大多数坚持运动的妇女都报告说,在性方面她们更具自信心。而对中年女性中的游泳爱好者的调查表明,她们的性欲在经过数月的锻炼后有所增强,也较易获得性满足。

性功能治疗专家索尔特解释说:"当您关注自己的体形时,您也开始变得更爱自己了。"

每天运动半小时等于用伟哥

在希腊奥林匹亚山上,镌刻着一句体现奥运会精神的经典格言:"你想当个合格的丈夫吗?跑步吧!"

这句话对于中年男性来说,可谓是个不花钱的"壮阳"良方。专家说:对那些40～50多岁假ED的人来说,只需经常做慢跑或快走的有氧运动,就可以恢复正常的性功能。

为什么中年人会出现假ED?专家说,人到中年以后,工作压力大,身体状况下滑,运动技能减退,雄激素也随之减退。但是这种状态尚未形成真正的阳痿,中年男性只要每天或隔天坚持半小时以上有氧运动,就可以有效改善性功能。

有研究指出,阴茎对于血流量的降低较心脏更为敏感。因此,阳痿可能是心血管疾病的先兆。阳痿与心脏病都是由于器官的血液灌注减少所致,而运动能够保持血管通畅,因此无异于用"伟哥"。

 ## "性梦"背后有意义

◆ "与领导、朋友或同事有亲密性行为" 大多数情况下,这类梦与对性的渴望无关,只是说明你羡慕此人的人品或能力,希望自己或伴侣也具备这种令你着迷的品质。

◆ 与明星亲热 说明这个明星所扮演的角色,是你想做的人,或你理想的伴侣形象。

◆ 当众性爱 含意义颇多,比如你可能担心其他人如何看待你和情侣的关系,也可能在潜意识里想炫耀一下你们俩的亲密。

◆ 与人偷情 这是一种常见的"性梦",经常发生在订婚后或结婚前,是大脑在琢磨目前的选择正确与否。这种梦还有另一种解释，即你正在经受感情折磨，比如伴侣是位工作狂，你感觉被忽视。

◆ 与面目不详的人举止亲昵　这种梦揭示你目前的性生活并不完善，而梦中的动作或事情才能让你兴奋起来。

◆ 梦中苦寻能够亲密的场所　这常常发生在你和伴侣的关系告吹前后，表明你正在思考如何解决问题。

◆ 梦到旧爱复燃　与昔日情侣缠绵的梦，最难解释。它到底与你的旧爱有没有关系，专家们的意见各有分歧。但不管如何，你都应慎重发展新的情爱关系。如果这种梦一而再、再而三地出现，可能意味着你与旧爱缘分未尽。

◆ 与多人亲密　这大多意味着你在生活中需要别人的支持。

性幻想有助女性性高潮

研究显示，约有10%的女性从未体验过性高潮，50%的女性则是困难重重。近日，美国性学专家在探讨为何女性难以达到性高潮时认为，制约女性享受性爱的因素有很多，其中最大的问题，就是很多女性从未真正了解、观察或检查过自己，不知道如何刺激或刺激哪个部位，才能获得快感，也无法引导伴侣。同时，部分药物（如抗抑郁药、抗组胺药等）、焦虑、酗酒、激素水平变化，以及将享受性爱视为耻辱的教条，都会影响女性获得高潮。

女性为了获得高潮，应做到以下几点：第一、学会自我刺激，发现什么方式对自己最为有效，并告诉对方。第二、偶尔使用一些性爱工具，一旦享受过高潮的滋味，就会产生自信和更多渴求。第三、性幻想，女人是感性的，一个在脑中描绘的虚拟画面更能激起她们的激情。第四、尝试新花样，老一套难免会让人厌烦，而尝试新花样能增强快感，提升刺激度。

性爱之后赖赖床

现代人竞争压力大，生活节奏快，让很多女人发现怀孕竟然也变得很困难，其实，注意性生活的细节就可能带来好"孕"。一般来说，正常精液的液化时间为 30 分钟左右，这时精子才开始游向子宫颈及子宫深处。如有怀孕的需求，排除死精症等严重生殖系统疾病，建议过性生活时在女方臀部垫一个适当厚度的靠垫或小枕头，让射入的精液向阴道后穹隆处集中，性爱后继续抬高臀部卧床 20～30 分钟，同时射精后女方在半小时内别小便，以免精液外流，从而增加精子进入子宫的概率。

性生活也是一种"体育锻炼"

美国科学家指出，性生活是一种体育锻炼。就单独的一次性生活来说，对增强人的体质似乎微不足道，如果每周进行两次性生活（一般都能做到），那么，一年内在这方面消耗的热量就可达 5000 千卡，相当于一年慢跑了 80～90 公里，而且过性生活给人带来的愉悦是无法替代的。

除了消耗热量进而获得减肥效果外，合理的性生活还有助于增强人的体力。在性唤起和性高潮期间，伴随着肌肉的收缩和舒张，夫妻性生活的质量越高，增加体力的效果就越好。就男性来说，任何一种体育运动都能增加雄激素分泌，性生活也不例外，这种神奇的雄性"密汁"对身心健康的作用是多方面的。它能维持性驱动力并有助于骨骼和肌肉的发育。女性同样也可以从性活动中获益匪浅。

举重增进性能力

正如雌激素无时无刻不在影响女性性欲、外貌一样，雄性激素也时刻制约着男人的一举一动。如果你觉得自己太缺男人味，可以去健身房——通过塑造肌肉来提高雄激素分泌。尤其在约会前，建议你做些举重练习，因为男人体内的雄激素会在举重后的48小时内达到顶峰。

性欲除受大脑控制外，与内分泌也有密切关系。而对性欲起作用的主要是睾丸间质细胞分泌的雄激素。

由于肌肉体积和力量与雄激素的分泌息息相关，因此，最能增加肌肉体积和力量的举重成了最好的方法。举重主要锻炼肩部、背上部和臂部肌肉力量，是一种高负荷的肌肉训练，具有很好的激活并提高雄激素受体水平的作用。同时，举重也是一个很好的减肥方法。减肥能助"性"，并增加潜在的性能力。

除举重外，俯卧撑、深蹲、跑步等方式也能促进雄激素分泌，提高性能力。更多研究还表明，几乎任何有氧运动都对床上之事有益，跑步、散步等运动也能使人们的性欲旺盛。

深呼吸增强"性"福感

中年人的"性"福感往往不如年轻人，除了因为体内激素的变化外，还有一个重要原因就是性爱肌的松弛。性爱肌，一般是指女性的耻骨尾骨肌，以及男人的腹部、腰部、大腿根部的肌群。经常做做深呼吸，能锻炼腹部肌肉，更能增加'性'福感。

体力较好、肺活量较大的人性生活更容易满足。对于男性来说，腹肌是参与性爱活动的肌肉之一，所以，锻炼这部分肌肉有利于增强性生活的幸福感。日常生活中，锻炼机会不多的人群，可在办公室或家里多做深呼吸，深深地把气吸进丹田，尽量保持5秒钟，再慢慢呼出来，这样就可以锻炼腹肌。深呼吸还可以提升肺活量，有利于性生活的持久，达到高潮。此外，男性还可多做扭腰、下蹲等动作，也有补肾强肾的作用。

品味性爱时间长短不是问题

性"不满足"不等于"不和谐"！很多人可能没有性高潮，但并没有不舒服的感觉，这是"不满足"。而当性生活时一方或双方感到不舒服，则属于"不和谐"。

不建议大家去学习体位，瑜伽高手也不过108式，再翻来覆去总有厌倦的一天。落后、闭塞的性观念，因性而性，才是导致中国夫妻性困扰的根源。

男女之间还存在着身体的"配套"问题，如女性子宫位置与男性的阴茎大小、翘起程度，男女的性爱技巧水平是否匹配等。这需要双方都学会照顾对方的感受，并以开放、平和的心态一起探讨用什么样的体位、方式使双方的身体更加舒服。

性爱时间7～13分钟最好

美国和加拿大近期一项联合调查结果显示，最佳的做爱时间为7～13分钟，少于3分钟则"太短"，多于13分钟则"太长"。这项研究结果有助于纠正那些认为健康的性生活应该持续较长时间的不正确看法。这对于治疗那些性欲低下或性功能障碍的人有一定的帮助。

大多数男性希望时间更长一些，而女性则对快餐式的性爱表示"可以接受"。大多数女性对专家提出的"7～13分钟为最合适"的性爱时间表示认可，而有些男性则不这么看。

通常来说，女性对短时间的性爱较为感兴趣，对于时间是否延长并不在意，但几乎所有的男性都希望时间尽可能长。实际上，人们不应该被性爱时间的长短问题所困扰，在性爱过程中，时间可以根据双方情绪随时调整，尽兴就好。

性爱时间别超半小时

性爱时间因人、因时而异，一般在 20～30 分钟即可。

对一部分人来说，性爱毕竟是项体力和脑力消耗都较大的综合运动。如果时间过长，很可能带来负面影响，甚至危及健康。比如，可能会导致射精延迟或不射精，出现性高潮缺失，或生殖器官充血刺激过度，诱发相关疾病。因此，性爱时间的长短，应该量力而行，尽量别打"持久战"。

性爱时间过长不利健康

有人认为，每次过性生活持续时间越长，越能获得性满足。美国研究人员经过观察得出结论，这种看法并不科学。

第一、过性生活时，不仅男女双方性器官处于高度充血状态，而且从性兴奋期到高潮期，人体的许多组织器官都参与了这一特殊的生理过程，全身肌肉紧张度明显增强，心跳加快等，因而机体的能量消耗明显增加，代谢增强。如果性生活的时间持续得过长，就会使人体的能量消耗过多而感到疲惫，甚至使双方出现精神倦怠、肌肉酸痛、全身乏力等不适，这样势必影响第二天的工作。

第二、过性生活时，男女双方性器官在高度充血状态下密切接触和活动，如果时间过长，容易引发各种疾病。临床证明，性生活持续时间过长，女性较容易发生泌尿系统感染、月经紊乱等，男性容易引发前列腺炎等。

第一篇 性健康

 ## 禁欲太久如何"重启"性生活

离婚两年,再婚后第一次性生活,他竟然难以胜任5分钟的激情!他不由得暗暗担心:我这是怎么了?

其实,对于因为离异、丧偶、患ED(勃起功能障碍)等,而相当长一段时间没有过性生活的男性来说,对性有所生疏是常见现象。只要不是因患病而出现生理上的退化,要获得跟以前一样令人满意的性体验,只需要花一点时间与耐心,便会很快恢复自信心与能力。

重燃伴侣之间的热情,首先要从触摸、爱抚、亲吻对方开始,如一天中多次接触对方,轻拍她的手臂,轻触她的脸颊,给她一个拥抱,看电视时依偎在对方身旁等,都是熟悉异性身体的过程。

当触摸的乐趣与愉悦被重新唤醒后,可以逐渐转换成床上的互相爱抚,从而再度调动出热情与爱意。

如果这时候男性认为自己已经尽力重燃热情,但仍无法进行正常性爱,可以请教医生,进行一下心理调节或者药物治疗。总之,因禁欲太久而产生的性能力问题,是能够被战胜的。

 ## 性爱带来好处多

◆ **延长寿命** 性欲正常,且经常拥有性高潮的男性,寿命要比那些很少做爱的男性长。

◆ **增强嗅觉** 性生活能促使大脑杆状细胞在嗅觉中心形成许多新的神经元,增强嗅觉。

◆ **降低心脏病发病率** 男性一周内有3次以上性生活,能将心肌梗死和中风的发病危险减少一半。

◆ **减肥** 一次充满激情的性爱可燃烧掉200卡路里热量,锻炼骨盆、大腿、臀部、手臂和胸部的肌肉,能够提高雄激素量,

性健康了才健康

有利于增强骨骼和肌肉的结实程度。

◆ 减轻忧郁　性生活积极的人很少患抑郁症。

◆ 止痛　在高潮来临之前，后叶催产素水平升高达正常时的5倍，产生大量多肽，可缓解头痛、关节痛、偏头痛等。

◆ 预防流感和伤风　研究发现，一周有1次或2次性生活，体内免疫球蛋白A的抗体数量会增加30%起到预防流感和伤风感冒的作用。

◆ 保持膀胱健康　性爱活动类似于括约肌锻炼操对膀胱肌肉的锻炼。

◆ 保持前列腺健康　射精频率越高，前列腺癌发病率越低。

1次性爱持续2周快感

性爱带给人们的温暖，不光是瞬间的生理快感，更多是来自心灵的契合，据美国《今日心理学》报道，性高潮的愉悦感并不是夏花，转瞬即逝，它能持续2周之久。

按照美国性学专家的研究，性反应可划分为性唤起、平台期、高潮和不应期4个阶段。而高潮是大脑最原始的反应，是神经化学物质大量"迸发"后的结果。没有这些物质，也就不可能有高潮。

神经化学物质会在潜意识中影响人的行为、情绪和认知，多项研究证据表明，在神经化学物质的影响下，高潮后的性愉悦可以持续2周之久。在这段时间里，神经化学物质会形成一个动态平衡：一方面，人们会满足于上一次的云雨之欢，充满幸福感。另一方面，爱人们会略有些失落，格外敏感并渴求亲密关系，也会对除伴侣外的异性更排斥。这些感受也会刺激他们，尽快再次投入性爱。此外，达到高潮的频率越密集、次数越多，情绪上的变化会越明显。美国一项研究显示，如果女性在30天内拥有性高潮次数越多，那她们疏远陌生男性的概率越大，对伴侣的忠诚也越高。

如今很多性学家还开始推荐一种叫Karezza的性爱技术，认为这是体验性高潮、最大限度延长性愉悦的好方法。这一姿势要求男性阴茎进入女性体内后，先静止一段时间，将全部意念都集中在自己和伴侣接触的部位。如果发现勃起硬度有所下降，可以配合彼此的呼吸，缓慢、匀速地动作。在此过程中，两人尽量保持眼神的交流。这有点像双人瑜珈，因为性爱就是一种非常好的养生方式。印度心理学家说，"Karezza可以给男女双方都带来特别和高质量的性爱。"

规律性生活有助防脑血栓

中国传统观念认为，性生活频繁会影响身体健康，造成阴阳两亏。但现代医学却对此有新的看法。美国性研究协会的专家在多年跟踪调查后发现，性对人体不但没有伤害，还有诸多益处。

第一、规律的性生活能够使人长寿。英国科学家调查发现，每周有2次或以上性生活的男性，其早死的概率比每月只有1次或更少性生活的人低50%。尤其是那些有高频率性生活的人，他们出现冠状动脉疾病，如中风、脑血栓等的概率，是那些性生活匮乏者的一半。

第二、性生活能降低乳腺癌发病率。人体中的催产素和脱氢表雄酮在性高潮和高度兴奋时会充分释放，起到保护乳腺的作用。尤其对那些从未怀孕的女性来说，高品质和规律的性爱，能弥补其从未生育的不足。

第三、良好的性生活能降低前列腺癌的发病率。有研究显示，男性每月射精21次，能显著减少前列腺癌的发病率。平均每周有3次射精，前列腺癌的发病率会减少15%。

最后也是最重要的，性生活能让人变得年轻。研究发现，每周性生活达2次的人，看上去会比他们的实际年龄年轻7岁或更多。而每周有3次性爱的人，看上去要比实际年龄年轻12岁，可以称得上是"超级年轻"了。

性生活是天然止痛剂

美国医学家证实当一个人感到头痛、背痛或是意志消沉时,一次美好的性生活会有明显的治疗作用。研究表明,性生活改善人体的免疫功能、缓解骨肉酸痛、解除周期性偏头痛,对心理健康也有一定的益处。

在对患乳腺癌妇女的研究中发现,那些对性生活满意的妇女,免疫系统T细胞含量较高,存活时间也长一些。性生活可缓解妇女的经前不适。在月经前5~7天,盆腔充血会引起腹痛。性交时促进血液循环,减少盆腔充血,使腹痛减轻或消失。性高潮可以明显提高她们对痛苦的忍受极限。在性刺激过程中,中枢神经系统释放出某些化学物质,这些化学物质有止痛作用。

性生活还能起到使人镇静的功效,性生活越完美、越兴奋,就越容易入睡。美国旧金山人类性研究的调查分析了37500名成年男女发现,有满意性生活的人较少焦虑、暴躁,很少因误会而斥责别人。

性爱对美容好处多

荷兰研究人员对272位中年女性进行调查发现,每周过3次左右性生活的女性大都面色红润,精神焕发,看起来比其实际年龄小12岁以上。而每周只过1次性生活或不过性生活的女性,大都皮肤粗糙、皱纹明显增多,外貌比其实际年龄要老很多。

性爱对美容的好处主要有以下几点:

1.延缓皮肤衰老:研究发现,性爱中的抚摸、热吻可以使人的身心得到极大抚慰,使男女双方宛如沐浴在温泉中,这会加快人体皮肤的新陈代谢,从而可延缓皮肤的衰老。

2．使皮肤变得白皙、细嫩、有光泽：在性爱的过程中，人体会分泌出大量的性激素，这些性激素可以与人的皮肤特异性结合，产生一种可以增强皮肤渗透性的酶。皮肤的渗透性强了，自然就会变得白皙、细嫩、有光泽。

3．减少皮肤上的皱纹：在性爱的过程中，人的血液循环和呼吸节奏会加快，这会使人的体温明显升高。皮肤在高体温的作用下就会变得红润，局部的皱纹也会减少。

优质性生活提高记忆力

性爱的好处，可谓数不胜数。最近一项研究表明，规律、优质的性爱，能促使体内复合胺分泌量的增加，从而改善记忆力。

瑞士苏黎世大学的研究发现，当大脑中的 5-羟色胺复合胺增加时，人的短期记忆力也会提高。研究人员对上百对夫妇进行了记忆力和复合胺的对比测试后发现，在性爱过程中，人体分泌的复合胺相对增多；同时，性生活规律的夫妻，短期记忆力要比其他人高出许多。研究人员得出结论，复合胺分泌量对改变记忆力有重要作用，分泌越多，人就会变得越聪明；而优质性生活是增加复合胺分泌的有效途径。

这一效用在冬天尤为明显。冬季，复合胺会因日照缩短而分泌失常，可能导致生理节律紊乱和内分泌失调。尤其是女性，受气候影响更为明显，可能会出现反应迟钝、疲倦、记忆力减退和头痛等症状。此时，优质性生活就显得格外重要了。

早间性爱降低中风危险

英国昆斯大学的一项调查显示，每周至少 3 次的早间性生活会使患心脏病和中风的风险减少一半。每周 2 次性生活会增加免疫球蛋白 A（一种能够抵抗体内迅速繁殖的微生物的抗体）。早间性爱还有助于缓解关节炎和偏头痛。性爱作为一种"运动"，每小时大约消耗 300 卡路里的热量，同时可降低患糖尿病的风险。

此外，美国某机构通过对 300 名早间进行性生活的女性研究表明，她们患抑郁症的比例较低。

和谐的早间性生活能够促进雌激素以及其他相关激素的分泌，令头发更有光泽，并且减缓皮肤衰老。

耶鲁大学医学院的研究人员研究表明，早间性生活还有助于避免子宫内膜异位症。

性生活有助早期发现肿瘤

更年期是女性子宫内膜癌和卵巢癌的高发阶段。其中，子宫内膜癌的症状容易被更年期表现所掩盖，特别是以前得过子宫肌瘤的患者，很少会把出血与癌症联系起来。

卵巢癌多为卵巢上皮肿瘤，由于卵巢位于盆腔深处，癌变早期和中期都没有阴道流血等外在表现，也少有不舒服的感觉，等发展到出现不适时一般已是晚期。

专家建议，患过乳腺癌、结肠癌的患者，以及曾有不孕史的妇女应特别提防肿瘤的发生。因为不孕症患者通常排卵有问题，造成雌激素水平居高不下，易对子宫内膜产生刺激。生育是卵巢的休息阶段，生 1 胎相当于休息 1 年，未生育者卵巢得不到休息，癌变的机会相对也会略高一些。

性生活不但能增进夫妻感情，对女性阴道也是良性刺激，且容易发现一些恶性肿瘤。专家举例说，有位女性的宫颈癌已经长成一颗"菜花"才去就医，医生询问之下得知她的性生活已经停止了很多年。专家指出，在性生活中如果有接触性出血，便可能是微小的癌变病灶，如果这位女性平时有性生活，也不至于癌变发展到一颗菜花那么大才被发现。

第一篇 性健康

性高潮增加受孕机会

美国著名的金赛性学中心的研究证实：一般来说，女性受孕不一定必须有性高潮，但性高潮可以增加受孕机会。因为，性高潮后子宫松弛，子宫内为负压，会产生吸引作用，有利于精子的游入。

另外，在性兴奋中，阴道的内 2/3 段扩张、膨大，变成性交后的精液池，外 1/3 段收缩，减少精液外流。再者，性兴奋中，阴道分泌碱性黏液，使平常呈酸性的阴道环境碱性增大，从而有利于精子的生存和活动（精液呈弱碱性）。

性爱有助子宫健康

美国一项研究表明，每星期有 2 次以上性生活的人，其免疫系统能得到强化，不易被感冒病毒等感染。性生活不规律或很少有性生活的女性，很可能会患上某些疾病，其中，最为常见的就是子宫疾病。

专家解释说，性生活时需要消耗很多能量，身体新陈代谢会加快，体内的废物将大量排出体外。更重要的是，性生活可以加速下腹部生殖器官的血液循环，从而保证子宫健康。相反，如果不能定期进行性生活，就会造成子内血液循环不畅，从而产生瘀血，有可能发展为子宫肌瘤和子宫囊肿等疾病。研究人员甚至建议，已婚女性如果确诊有子宫肌瘤，性爱有时可作为一种辅助治疗方法。

适度性生活防漏尿

不知不觉，内裤又有些湿了，有些中老年男性会发现自己有了一个尴尬的毛病——漏尿，并将之归结于性生活过频惹的祸。

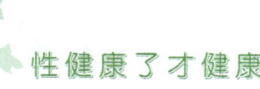

性健康了才健康

其实,适度性生活能增强生殖系统功能,更好地控制排尿,有效预防尿失禁。

人的性生活其实就是一个对泌尿、生殖系统锻炼的过程,在性爱过程中,性器官接收到性兴奋信号后,还需要血供的支持,盆底肌群等的配合,才能完成整个性生活过程。性爱中,盆腔肌群、生殖器官会经历充血、放松的反复过程,其中参与排尿的尿道括约肌等也要进行规律的收缩、放松运动,因此是一个很好的锻炼过程。

这里所说的适度,并没有统一的标准,不觉得身体疲倦,性满意度比较高,就是合适的。不过,要提醒的是,漏尿的症状严重,除了人体的自然衰老、前列腺疾病以及盆底肌群松弛外,还可能是脑梗死等神经系统病变的信号,应及时就医治疗。

房事后莫忘暖好肚子

腹部是连接身体上下的枢纽,最怕受凉。中医讲"背为阳,腹为阴"。腹部为阴,阳气偏少就容易受寒邪的侵袭。房事后若不及时给腹部保暖,女性易出现宫寒,除了手脚冰凉、痛经外,还会造成性欲低下。此外,宫寒造成的瘀血,可能会使白带增多,阴道内卫生环境下降,从而诱发盆腔炎、子宫内膜异位症等。而男性则会出现尿急、尿频等前列腺炎的症状,以及遗精、勃起不坚等性功能障碍。

在日常生活中,可以通过按摩腹部,来提高自身的驱寒能力。每次按摩,以腹部感到微微发热为佳。

性爱过急易患偏头痛

德国蒙斯特神经研究中心最近一项对偏头痛的研究发现,性爱操之过急、性生活频率过高的人更容易患偏头痛，且多发于25～50岁的人群，男性比女性的发生概率要高出约3倍。

根据大量临床研究发现，很多患偏头痛的患者病因很难查清，其中部分表现为性生活高潮时会产生严重的头痛症状，而这些人有一个共同的特点，就是性急、紧张，且频率较高。

现在国内出现此症状的人群也有增加的趋势，这可能与现在生活节奏较快有一定的关系。这主要是因为过性生活时操之过急，情绪比较紧张，神经高度兴奋引起心率加快，从而导致血压升高，进而引起颅内血压增高，导致出现偏头痛症状。尤其对有高血压疾病的人来说，发病的可能性更大，也更危险。

如果经常在性爱高潮时出现头痛症状，应及时到医院检查，先排除其他恶性因素，然后结合相应的药物治疗，比如血压偏高的人可以服用适量的降压药物。

房事前先洗手

在生活中，不少夫妻就寝前喜欢翻阅报刊，或者看完电视就上床，却偏偏没有洗手的习惯，要知道报纸和遥控器上可能沾满了细菌和病毒。很多平时生活看上去比较注意卫生的人，却患上了泌尿系统疾病或者性病，其原因很可能就是手上的细菌或病毒。

手是细菌和病毒附着较多的器官，在房事之前不洗手，可能会因为用手去抚摸对方的性器官而导致病菌的侵入。尤其是女性，对病菌的抵抗力较弱，这时易患真菌性阴道炎等妇科疾病。一方患病后夫妻之间更容易交叉感染，从而诱发男性的前列腺炎等疾病。

此外，很多公共场所都可能存在着卫生隐患。因此，如果一天在外，接触了种种污染源，回家后直奔卧室却不洗手，对伴侣来说就非常危险。

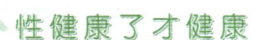

房事前"浴"热不可取

不少夫妻在性生活前，习惯先洗洗热水澡，去污解乏，舒筋活络，再惬意地欢度云雨之乐。殊不知，洗热水澡后立即同房对健康不利。

洗热水澡后，血液循环加快，引起皮肤血管广泛扩张，大量血液积存在皮肤血管内，造成内脏器官血液量减少。若在这时同房，由于性器官会骤然充血，需要有一定量的血液来供给，这就发生了调节上的矛盾，会妨碍性生活的正常进行，长此以往，容易发生性功能障碍。而性生活达到高潮时，中枢神经强烈兴奋，心跳加快，呼吸急促，会加重心脏、脑组织等重要脏器的负担，这时大量血液分布在外周血管内，就会出现心、脑供血相对不足，发生头晕、乏力、心悸等症状。

洗热水澡后，肌肉放松，神经活动也变得平静下来，进入一种舒适轻松的状态而产生睡意。此时若性交，由于性冲动的激发，性活动的运动，必须让暂处于相对静止状态下的肌肉、神经进入紧急动员和加速工作的状态，从而消耗比平时更多的能量，造成身体的过度疲乏，以致影响健康。因此，同房前洗浴水温不宜太热，且时间控制在 5 分钟以内为宜。

性爱后为何想喝热水

性爱口干是一种很正常的生理现象。因为身体剧烈运动，精神投入使得血液循环加快、血压升高，并导致皮肤潮热，毛孔开放流失大量的汗液。同时，性爱过程中，会出现心跳加速、呼吸频率加快、换气加速的情况。所以，无论是皮肤还是肺呼气都导致体内大量的水分流失，这个时候的人很容易感到口渴、口干，生理上要求补充大量的水分。爱喝热一点的水，考虑可能属于稍偏寒的体质，对温热的食物、饮品等都比较偏爱，这点并无大碍。

过性生活为何会恶心、呕吐

性厌恶是一种对性生活或性活动在思想上的持续憎恶反应。这种人丧失了正常性生活起始时的性冲动或拒绝对性刺激的接受，一般轻症性厌恶患者仅表现为性活动次数少或缺乏性生活兴趣，典型重症患者则对正常性欲引发的各种现象，如接吻、拥抱、抚摸等均表现出焦虑、出汗、心悸、恶心、呕吐、腹泻等病态性反应。本病男女皆可发病，但以女性为多见。治疗性厌恶主要依靠心理治疗。

黑眼圈是因为房事过度吗

性生活过度，可能会出现眼睛不适，有的可能还是患高血压等疾病的早期信号。

行房时，精神、思维高度集中，需要消耗较多的能量，而此时全身血管扩张，流向大脑的血液就相对减少。这样神经系统就会出现一过性的疲劳，继而出现眼睛的不适。由于眼睑部位的皮下组织疏松、脂肪少，容易瘀血和水肿，因而在过度性生活之后出现眼圈黑晕。

如果性生活很少，而平时经常出现眼部不适，这可能与高血压、糖尿病、脑血管硬化等早期疾病有关。因为射精或性高潮时，一般都很兴奋，很容易引起血压升高。当频繁地出现眼部充血、红肿、视物模糊，甚至黑眼圈等症状，提示身体出了毛病，应引起注意，尽早到医院做相关体检或治疗。

自信是最好的壮阳药

说到"壮阳",大家都不会陌生。近年来,市面上冒出不少壮阳药,似乎男人都"不行"了,要靠吃药才能焕发男性的阳刚之气。但不是所有的药物都可以吃,也不是所有的男性都要吃药。

有些男性觉得夫妻生活"没劲",以为只有药物能根除性生活中的不和谐。然而,他们忽视了生活中与性密切相关的许多重要方面。尤其是忽略了"自信心"在性爱中扮演的重要角色。

在临床上一些生理上没问题,但就是无法胜任性生活的男性,究其原因就是对性"没把握"。

男性在进行首次性生活时,因缺乏经验而焦虑紧张,容易造成勃起不佳和早泄。如果对此没有足够的了解,很可能对自己的性能力产生怀疑,从而在以后的性生活中,出现操作性焦虑(我是否还会像上一次一样)和期待性焦虑(我能否比上一次好一些)。这会使他们进入一个勃起不佳的恶性循环中,越是操心越是"硬不起来"。20世纪70年代能前,男科医生认为90%的勃起功能障碍是心理性的。虽然目前我们对ED发生的原因有了更多的了解,但不难发现,心理性因素仍起着主要作用。

目前国际流行的男性性功能调查量表,都把男性对自己勃起的自信心放在重要的位置。可见,明确一个正确的认识,培养男性的自信心,对于"雄起"是多么重要。

性敏感区会随年龄转移

年轻时,男性的性敏感区几乎只有一处,就是生殖器,抚摩肩、胸、腿、背,男性可能倒觉得多此一举。年轻女性则相反,性敏感区几乎遍布全身。相当多的年轻女性,只要周边的敏感区受到恰当和足够的刺激，也可以出现强烈的性反应。

随着年龄地增长，男人的体力和性欲都在逐步衰减，因此，常常在性生活中显得很勉强。为了掩饰窘态，重整旗鼓，往往需要被人从身体的周边开始刺激，然后再逐步向中心集中，最后投入性生活。天长日久，性敏感区也就逐渐从中心向周边扩展，慢慢地遍布于全身。男人也就越来越渴望充分细腻和持久地被爱抚。

中年女性却恰恰相反，进入"狼虎之年"，因为她们的灵与肉逐渐松绑，性生活准备时间越来越短，在性生活中需求直接和强烈的刺激，因此不由自主地越来越把感觉能力集中在生殖器和其他少数几个身体部位上，原来那些遍布全身的性敏感区也就越来越向性器官集中了。

值得纪念的性爱时刻

不少人认为，初吻是决定感情发展的关键事件，其实，这种像里程碑似的时刻还有很多。美国著名性学家萨利·洛克指出，在两性关系中，有5个值得纪念的事件。

◆ **第一次性爱后凝视对方的裸体** 由于激情来得迅猛，你们在性爱时可能并没有看清对方的身体。不过，在性爱后，你是懒洋洋地赖在床上还是与对方一起洗个澡，结果可就大不一样了。如果你选择后者，说明你们能放下心中的忐忑与紧张，在这段感情中也会更自信。

◆ **第一次提出拒绝** 当一方提出性渴望而另一方没有兴致时，该怎么办？处理不好，误会也许从此深埋。被要求的一方觉得对方不够体贴，被拒绝的一方觉得没有安全感。所以遇到这种情况时，不要粗鲁拒绝。如果没有情绪，最好的办法就是抱住伴侣，解释你很累。

◆ **第一次不计回报地付出** 肉体快感是感情升华的重要原因，若一方愿意控制自己的性快感而专注于让对方"更上一层楼"时,足以证明对方在其心中的重要地位。

◆ **第一次谈及避孕** 提前讨论这个话题,说明你是一个负责任的伴侣。如果丈夫从不过问避孕的事,对方会觉得他根本不在乎妻子的健康和幸福。要想让感情长久,双方要互相保护,以免任何可能影响到感情的问题发生,当丈夫认真地讨论避孕话题时,妻子一定会被深深感动。

◆ **第一次想换个花样** 在同床共枕的日子里,如果想突破常规,如说些脏话或尝试角色扮演,都需要一点胆量,这也是感情升华的重要时刻。如果你们已经讨论过双方的性幻想,并达成一致时,就应该让幻想成为现实。这是给彼此的惊喜。

蜜月巧补精、气、神

为了婚期的各种准备,新郎和新娘都会耗费许多的精、气、神。因此,在新婚期间,适宜地进补对夫妻双方来说是非常必要的。

◆ **以睡补神** 新婚夫妻尤其是新郎,当发现身体有疲劳征兆时,不妨把手头的事暂时放下来轻松一番。学会忙里偷闲,保证充足的睡眠时间。此为补神的最佳方法之一。

◆ **以饮养病** 新婚夫妻当防新婚"蜜月病"。如新娘会出现发热、恶寒、尿道灼痛等尿路感染等症状。新婚期间的男性,由于性生活过频,可使前列腺充血,肿胀引起"蜜月性前列腺炎",进而出现性功能障碍及尿频、尿痛、会阴部疼痛等症状。这些多是因为细菌感染而造成的,中医认为是有湿热侵袭所致。此时,可常饮绿茶或取带皮冬瓜做汤饮用,可有一定的预防效果。

◆ **以食固精养心** 新婚夫妻有时会发生阳痿、阴冷等,这多是由于房事过度所致。人们常爱选人参、枸杞等温热之品来滋补,其实这时适宜的调补应是在减少性活动的情况下,取糯米适量,调入益智仁末和少量精盐,用砂锅以文火熬成粥,每日早晚温热食用。可补肾、固精、健脾。

被割裂的"情"与"性"

"七年之痒"常被当成中年夫妻关系危机的代名词。究竟是"情"还是"性"出了问题?有调查显示,中年夫妻缺乏日常情感交流,性生活质量较差,亲密关系指数普遍较低。其影响夫妻新密指数的三大主要因素分别是:对同一事物的观点经常不一致或有严重分歧、家庭责任、性生活不和谐。

谈情少争论多

随着年龄的增长,夫妻在家时仍然保持一定程度的日常沟通,沟通的亲密度呈明显下降趋势,降幅最为明显的主要集中分布在35~50岁的中年夫妻身上。占到45%的中年夫妻抱怨,夫妻因观点不一致或严重分歧而影响亲密关系。即使进行了沟通,所谈内容也较少涉及情感生活,主要是"就事论事",而非主动地进行情感沟通,也缺乏有效的"谈情"手段,以致"沟而不通"。

因性生活争吵

大部分人步入中年后,性生活质量呈明显下降趋势,尤其是35岁以后,ED(勃起功能障碍)困扰对于夫妻亲密指数的影响显著上升。这一年龄段上,夫妻性生活受到"压力"干扰的比例也骤然增加。家庭责任与工作一起构成压力的主要来源,而性生活的不和谐以及伴侣不愿解决问题的消极态度,成为性生活的主要困扰。碍于传统观念和从小所接受的封闭式性教育的影响,大多数人选择回避性生活不和谐所导致的一系列生理和心理问题。其中,46%的夫妻性生活后感觉更亲密,45%的夫妻遭遇勃起功能障碍困扰,并有76%的夫妻会因此感到不快或者经常争吵。

性健康了才健康

"亲密关系"受损

40岁以后在家庭中出现感情不和以至于分裂并不少见。有的学者把这一阶段形象地称为"中年危机"。那么,"中年危机"的"导火线"到底是"情"还是"性"呢?

夫妻关系得以长久良性地发展,最重要的就是夫妻间的亲密关系。所谓"亲密关系",不仅仅体现在夫妻之间感情的交流程度、日常生活的亲密程度上,更包括性生活方面的亲密程度。而长期以来,很多中国夫妻,尤其是中年夫妻往往很少愿意从"亲密关系"角度来分析自己的婚姻问题,把"情"和"性"割裂开来。

夫妻亲密关系中,性生活与情感交流占据主导地位,性生活不理想会直接淡化夫妻情感交流,情感交流缺乏也影响性生活的和谐。再加上中年所承受的各种压力,特别容易造成男性出现勃起功能障碍问题,给夫妻亲密关系带来困扰。在影响夫妻亲密指数的三大因素中,最容易提高夫妻亲密指数的方式是"有效沟通"、"解决ED困扰"和"提高性生活质量"。

夫妻关系如何保鲜

1．帮对方做好"细节"工作。例如在丈夫刮胡子前,妻子把镜子上的水蒸气擦掉。

2．试试"定期约会"。事先和伴侣定好固定的约会时间,比如每周有一个晚上"让家务和公务走开",两个人单独活动。

3．筹划每个纪念日,例如生日、结婚周年纪念和假期。

4．变换亲热的场所。如果经常床上亲热,偶尔试试在客厅亲热。

男要冷养,女要热养

美国科学家指出,男人身上的肌肉多,食量大,新陈代谢更快，因此体表要比女人温暖一些。从生理角度看，女人对冷比男人更敏感，男人皮肤里的"温度传感器"更迟钝，不够"知冷知热"。所以，即使气温低时，男人身上仍然是热乎乎的，女人身上则是冷冰冰的。

从中医上说，女人生性阴寒，所以怕冷；男人生性阳燥，所以怕热。从生理角度分析，男人和女人生殖系统的不同也造成了他们的温度"差异"。男人生殖器官中的睾丸不耐高温，它需要维持比体温低的温度，否则会伤害精子。而女人的子宫像个倒置的梨，属凉性，不注意保暖就会出现月经不调、痛经等。所以，女人更需要温暖的呵护。

男人如何"冷"养生

◆ 水温冷下来　泡热水澡、蒸桑拿，既舒服又解乏，但蒸桑拿时室温高达 50～70℃，极易破坏精子的生环境，甚至造成"死精"。因此，男性不要频繁进行热水浴或桑拿。

◆ 裆部冷下来　男性的阴囊具有温度调节的功能，就像一台"空调"，调节着整个生殖器官的温度。长时间骑车或驾车、爱穿厚牛仔裤、把笔记本电脑放在大腿上用、长期坐在松软的沙发里等习惯，都会导致阴囊被包围受压，不能正常调节温度，以致睾丸温度上升，生殖功能受到影响。

◆ 饮食冷下来　男人对动物性脂肪的偏爱，会使肾超负荷运转，增加患心血管疾病、恶性肿瘤的风险。因此，男人应学会低热量饮食，减少动物性油脂摄入。以猪肉为例，每天应控制在 2～3 两，吃猪肉时最好与豆类食物搭配，可以使胆固醇与脂肪颗粒变小。

◆ 火气降下来　美国研究人员对 700 多名 40 岁男性进行了 5 年的跟踪调查，发现其中 5.8% 的人在这 5 年中，因为生气至少得过一次心脏病。生一次气毁一次健康，宽容才是维持心理健康的"维生素"。

性健康了才健康

女人怎样"热"养生

◆ 暖脚促睡眠　双脚是女人的"第二心脏"。女性每天睡前用40℃左右的热水泡脚15～30分钟，不仅能缓解腰背疼痛，还能促进睡眠。

◆ 暖食养肠胃　女人最好少吃寒性、生冷食物，尤其是畏寒、手脚经常冰凉、易伤风感冒，以及处于生理周期的女性更应注意。女性冬天可多吃些大枣山药粥、五色粥等粥品。

◆ 暖水防妇科病　做家务最好多用温水。有数据显示，热水是冷水清洁和杀菌效果的5倍，不仅舒适，还能预防关节炎和妇科病。洗冷水澡更是女性大忌。

◆ 暖体护子宫　大家都知道冬天穿得少会引起风湿性关节炎，其实，女人的生殖系统最怕冷，"只顾风度不顾温度"的直接后果就是月经不调和痛经。在冬天，女人更应特别注意脖子、腹部、腿部的保暖。

性洁癖让"性福"不和谐

性洁癖，大多发生在婚龄不太长的年轻夫妇身上。医学上定义的性洁癖主要表现为：认为自己及伴侣的生殖器官、生理现象肮脏，甚至厌恶与性有关的一切行为和言语，只有频繁清洗才能祛除厌恶感。

性洁癖是一种心理障碍，它会破坏性和谐。性洁癖者不仅自己会出现性功能障碍，同时也会造成配偶的性无能。

性洁癖的表现

对唇舌吻异常反感，一旦有之，便会干呕头晕，甚至气喘、出汗、昏厥；在性事之前，要求性伴侣必须洗个"冰清玉洁"；对事前的抚摸温存，只允许在黑暗中进行；在性伴侣的吮乳、吻颈等肉体接触后，会用带香的湿巾擦拭或冲洗；在准备行事时，会临时决定让对方去冲洗阴部；看到精液、月经便会休克；会在性事后立即洗澡。

专家建议

第一步，接受它的存在。客观地评价一下，当时自己或对方是否已经足够讲卫生了。如果的确已经卫生了，你的厌恶心理就有性洁癖的可能。厌恶感越强，性洁癖越重。

第二步，自我探寻性洁癖的根源。注意多分析幼年和青春期的经历，分析一下别人为什么没有产生性洁癖。

第三步，自己主动积极地寻求心理上的脱敏。这绝不是说仅仅靠压抑自己，指望长期忍耐就能"习惯成自然"。脱敏要靠积极的性热情来取代性洁癖。首先是观察并熟悉自己和对方的性器官；其次是着意体会它们的美妙功能，并经常在追忆中加深这种体会；然后是把这种体会与夫妻生活中最美好的东西联系起来。

上述过程中，夫妻互助必不可少，但也绝不能正面进攻。如果发现对方有性洁癖，首先弄清对方属于哪一类型，然后在适当迁就的同时，努力在对方不反感的方面做得更多更好。可以通过赞美、体贴和爱抚来暗示和诱导对方，使他（她）自己发现性洁癖，千万不可直接批评。对方开始自我消除性洁癖时，另一方应表现出更高的热情与信心，然后才谈得到具体协助。

再谈性洁癖影响性和谐

性洁癖者有三种类型：肉体型、精神型和混合型。肉体型的患者认为对方的生殖器乃至分泌物很脏，从而使自己在迫不得已的厌恶心理状态下进行义务性的房事；精神型是患者内心厌恶异性但能表现出正常的性行为、性神态和性语言;混合型是前两种类型的表现兼而有之。

性洁癖者女性较多,男性少见。患者常嫌配偶生殖器不洁,不断要求对方洗净下身,甚至"消毒",女性患者要求对方戴上避孕套。她们对丈夫的性行为感到厌恶和不愿忍受,甚至厌恶丈夫的唾液、性液,反感丈夫表达爱情的动作、神态和语言,尽管这些都是性心理障碍的表现,可许多人却无法认识到这一点,而认为自己是"讲卫生"、"情趣高雅"。

性洁癖的心理障碍,大多发生婚龄不太长的年轻夫妇。性洁癖的产生有各种原因和社会背景,许多人都认为凡事都能讲,唯独性例外。许多少女从小就被告知月经是脏的,延伸到对丈夫的性洁癖。男性性洁癖者常认为自己的身体很干净,女性的却很脏。

要预防和纠正这种性心理障碍,就要正面学习性生理和性心理知识,用积极的性热情来取代性洁癖。

每周工作70小时有损性生活

工作了一天,满脑子文件、合同的你还有心情和伴侣亲昵吗?英国最新研究显示,每周工作超过70小时,有损性生活!可见,人们已认识到,工作压力是现代人最大的健康障碍。对于性爱来说更是如此。压力和疲劳是性激情的最大杀手。一个人没有时间和精力享受美好的人生。

在我国,最近的一项调查也显示,30.9%的人认为,令他们性生活减少的直接原因就是"工作压力"。因此,无性婚姻也多了起来。久而久之,家庭也可能由于缺少性生活,而造成夫妻间疏远,导致婚外恋或是离婚。对工作压力大的人来说,可以改变生活习惯或进行有规律的体育锻炼;慢跑、游泳等运动能改善性生活质量;试着利用小块时间来锻炼,能不坐电梯就不坐,工作40分钟后蹲蹲马步;饮食上,应该多吃含优质蛋白和富含维生素

E及锌的食物；摒弃烟、酒等不良嗜好；保持生活规律性；保证每天有充分的睡眠。

充满激情的性爱固然重要，但不要把性生活当作唯一。要知道，夫妻之间非性交方式的性爱活动（如性娱乐、性游戏等），也有助于增进双方的亲密感。同时，多与爱人进行语言沟通，在性爱过程中多询问对方的感受。这些都能弥补因为长时间工作给你们带来的性压力。

性爱感受不宜"现场直播"

默契不是因为夫妻就自然具有了，同样是经由沟通建立的。夫妻在性爱上缺少良性沟通是比较常见的现象，这必将影响到夫妻的情感关系与家庭和睦。

一位结婚5年的女士谈到她的苦恼时说，她个性怕羞，可丈夫在性爱时总喜欢反复追问妻子的感觉，结束后也总是问很多问题。

其实，这位丈夫是好心没有办成好事。他想通过交流，了解妻子在性上的具体感受以及细微需要，使双方更默契和协调。但问题是，交流性问题也需要一定的前提，即双方都有此意愿，并且都能对交流本身感到快乐。面对"怕羞"的妻子，性爱时无声胜有声，结束之后也不要总是追问，丈夫应去观察妻子的反应，悄悄地总结经验。

对身材焦虑影响性高潮

当你和他终于要进入到"那个"阶段时，你却开始胡思乱想，不敢在他面前暴露下去。因为你觉得自己胸部太小，腰部过粗，小腹过分突出。你不用担心，其实有模特儿那样纤细又不乏性感的完美身材者少之又少。而且，就算你买了很多的性感内衣，设法掩饰自己的缺陷，对于情况的扭转也收效甚微，因为重要的是你的心态，而不是改变你的身材。

一项在美国维吉尼亚州所做的调查研究表明：不因为自己的身材不好而感到焦虑的女人，在她的性行为中，达到高潮的概率高达83%以上；而相比较而言，那些老是担心自己身材的女人做爱时达到高潮的概率却只有42%。

可见，你感觉自己的身材不美，其实很多时候都是自己吓自己。

性生活过早影响发育

因为生活饮食条件，个体差异不同，男性性能力成熟时间不尽相同，有些发育晚的男孩，要到十七八岁后，性腺才算真正发育完全。而一些早熟的孩子，可能十四五岁就有性能力。但不论发育早晚，过早性生活都对身体生长发育没好处。

首先，年龄过小发生性行为，很可能导致精神意识形态还未定型的男孩，出现困惑、沉迷、紧张等各类负面精神情绪。这对正处于生长发育期的孩子来说，很容易引起内分泌失调，从而影响激素分泌，严重的可能造成生长雄激素不够，个子长不高等问题。

其次，过早发生性行为，对生殖器官发育也有一定影响。睾丸成熟、阴茎长大等都是生殖系统发育成熟的标志之一，但并不代表生殖系统已经发育完全，也不代表就有了性能力。生殖系统成熟是一个漫长的过程，而在还没有完全成熟的情况下，男性过早地发生性行为会对生殖系统发育产生不良影响。

所以过早、过度发生性行为的男性应经常自查生殖器官，多关注睾丸，看看睾丸是否变重，是否增大，是否有变硬，阴囊是否有下垂，如果出现了比较大的变化，需及时到医院进行阴囊彩超检查。

20岁前最好别做爱

年仅20岁的女孩因阴道不规则出血来妇科诊室就诊，妇检提示，她有过性生活史，且子宫颈重度糜烂。病理切片显示：早期宫颈癌。追问病史得知，她从16岁起就与男友同居，后男友另有新欢，她为报复其不忠，又与多位社会青年来往，正是过早过多过乱的性生活，患上了本该多见于50岁以上妇女的子宫颈癌。

现代医学研究证明，青春少女（20岁以下的女子）所患的子宫颈癌，与性生活不洁有密切关系，并发现开始性生活的年龄愈小、性伴侣愈多、性交愈频，其发病率也愈高。

专家告诫说，为了健康和有效地防范性乱所致性病乃至子宫颈癌，女性不要过早地发生性行为，更不能同多个性伴侣发生关系。

 ## 行房太频难怀孕

在着急生孩子的年轻夫妇中，超过一半的受访妇女以为，精确计算排卵期，并尽可能多地在排卵期过性生活，就能增加受孕概率。然而专家强调，此举更难成孕，即使女性排卵正常，也最好每两日才行房一次。

夫妇若想怀孕，最好在女性排卵期时，一周行房1～2次，切忌"日日做爱"。因为精子的自然生存期是2天，日日排精，只会令精子量日益减少，甚至不足，从而难以令妇女怀孕。而且女性年龄愈大，自然生育成功率愈低，25～29岁时，受孕成功率接近八成，到40～42岁时则不足四成，这时候增加行房次数也是徒劳的。

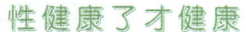

不育是何原因

男性不育，大致有两类，一是完全无精子产生；二是精子质量差。无精子的原因是其本人可能没有睾丸。精子质量不好，原因是睾丸发育不良，产生不够活力的精子；前列腺功能不好，影响精子生存；精囊排出的精液不足也有影响。阴茎包皮过长，未必会影响生育能力，只要前列腺、睾丸、精囊的功能正常，精子够活力，及可以进入女性阴道的话，便有机会令女方受孕。

女性不育，原因较多，除了生殖系统缺损或患病外，也见于含有抗精子的抗体，造成不孕。女性对性生活冷淡，不会影响受孕。只要性交时，刚巧是女性排卵期，精子能与卵结合成受精卵，在子宫着床，便能受孕。

如何追查不育原因

检查男性不育的程序，基本上必须对男性整个生殖系统作出检查：①阴茎发育是否健康，尿道口是否有移位。②睾丸是否正常，因为有些人只有一个睾丸，甚至无睾丸，没睾丸便不能产生精子，自然便是不育。③前列腺有没有受疾病影响，或是储存精子有问题。④取精子化验（取出离体内不超半小时的精液3～5毫升），观察精子含量，若少于一亿二千万，又或是精液过浓，均不利生育。

检查女性不育的程序主要是：①炎症后的子宫颈或阴道有没有阻塞物（如息肉等），若影响精子进入，可接受超声波扫描或内镜检查。②卵巢功能检查是否正常？③子宫发育是否正常？有无子宫肌瘤？④月经周期是否正常？⑤有无习惯性流产？⑥应做内分泌检查。

另外，用什么体位做爱较易受孕？没有确实的统计，总之男性射精后，精液能留在阴道里时间长一些，受孕的机会就会大一些。刮宫后，即子宫壁薄了，并不适宜马上受孕，否则受精卵着床也不保证稳定。最好休息3个月左右再计划生育。

安全套教育应从初中开始

看到北京市推出国内首份防艾地方教材《中小学生预防艾滋病教育读本》，并将安全套写入高中分册的消息后，我不仅要表示支持，还想说上一句：这样做还是晚了点，安全套教育应该从初中就开始！

性知识应该提前储备，就如学习其他知识一样。我们学到的很多知识是一生也用不到的，但必须要提前掌握，以免到要用的时候什么都不懂。性知识更是如此，只有先了解了，才能在紧急关头知道怎么做，现学是不赶趟的。

现在中学生堕胎已经是见怪不怪的事情了。如果她们能够早一点接受性观念、性道德水平的教育，他们未必会发生性行为；如果她们能够早一点学到安全套的相关知识，即便要发生性行为他们也会考虑让自己安全一些的。可是，正因为没有这方面的教育，使许许多多的孩子在懵懂中尝到了苦果。

中国人口网公布的一份统计报告显示，我国目前每年有1000万妇女堕胎，其中不满18岁的占1/4，也就是说有250万之多。对中学生的早恋和性问题，堵是堵不住的。那就应该让她们尽早地学会相关知识，学会如何保护自己。

别太在意避孕套油脂

有些女性在过完性生活后，觉得避孕套上的油脂很脏，就用

性健康了才健康

大量清水冲洗阴道，其实，这样对身体很不利。健康妇女的阴道菌群中乳酸杆菌能起到自动维持阴道洁净的作用，不必刻意冲洗安全套上的润滑油。

避孕套上的润滑剂可有水剂或油剂之分，其中油脂无毒无害，具有润滑和杀菌的作用，它一部分可以被人体组织表层吸收，另外的部分则被乳酸杆菌所分解。如果用水冲洗阴道，会破坏阴道内的正常自净系统，从而使有害细菌趁虚而入。

针对有一部分人对避孕套过敏的现象，其实是女性对避孕套的乳胶过敏，而不是对润滑油过敏。现在也有非乳胶型的避孕套，可供有乳胶过敏史的伴侣使用。

避孕方法知多少

◆ **口服避孕药** 对绝大多数女性来说，口服避孕药对性生活的影响微乎其微。有一些女性服药后出现性欲降低，或者性功能障碍，而另一些女性服药后却表现为性感受和性能力增强。关键在于她们对避孕药的认识与态度。

◆ **宫内节育器** 宫内节育器位置隐蔽，不影响性生活，也不影响激素分泌，因此不会干扰性欲和情绪。如果女性患有盆腔炎或者性生活时体位不当，可能会引起轻微的性交疼痛。部分女性使用节育器后出现经期延长、经血增多等并发症，对性生活会产生不利影响。如果节育器在阴道留有尾丝，有可能在性生活时刺激男方阴茎，引起丈夫性交疼痛。

◆ **屏障避孕法** 有些男性在戴避孕套性交时，性满足感受到限制，或害怕避孕套破裂而影响了性生活的质量。随着工艺的改进，避孕套趋于薄、牢，且外观新颖，种类多样，不但对男性的感觉影响越来越小，而且可以给女性增加额外的性刺激。避孕套还具有治疗作用，使患早泄的男子减缓射精速度而感到满足。同时，性生活过程中戴避孕套可以起到预防性传播疾病的作用。

屏障避孕工具还包括阴道隔膜和子宫帽等。阴道隔膜如果使用不当容易发生移位而引起性生活不悦。子宫帽固定在宫颈上较为牢靠，不会因阴道扩张而移位，因此对性生活的影响较小。

◆ 绝育术　从理论上讲，女性输卵管结扎术或男性输精管结扎术均不干扰性激素的产生和分泌，不会对性欲和性生活产生不良影响。而且因不再担心受孕，反而增强了性感受。但有些男性或女性在手术后确实会出现性功能减退或障碍，原因可能在于两方面：一是心理因素，自认为手术会性功能产生影响。二是手术并发症，如女性子宫周围粘连、感染、出血等，男性术后出血、感染、局部硬结等。

◆ 安全期避孕法　避孕效果差，失败率达20%～30%；因怕安全期算得不准而意外怀孕，常导致性生活不和谐。

◆ 体外排精　避孕效果差，影响性生活的自然性和规律性，易导致性功能障碍。

怎样用安全套才能防艾滋病

◆ 选对材质　美国耶鲁大学医学院编制的HIV/肝炎防治资料指出，只有以乳胶为材料制作的安全套才能有效地防止艾滋病病毒的传染。而用动物皮（如羊皮）做的安全套有较大孔洞，虽然精子不能通过这些孔洞（因此可以避孕），但艾滋病病毒却可以通过，所以起不到防止艾滋病病毒传染的作用。

另外，即使安全套是用乳胶制作的，但如果含有壬苯醇醚-9，也不能起到有效防止艾滋病病毒传染的作用。所以，购买安全套时要注意查看是否含有这种物质。

◆ 注意保质期　选购安全套时，要看清楚安全套是否过期，产品外包装是否有破损（比如挤一挤，看看包装有无漏气）。在撕开外包装时，注意不要撕破安全套。而且安全套不能重复使用。如果忽略了这些细节，就不能保证安全套的防艾滋病效果。

◆ **防护全方位** 由于艾滋病病毒可存在于感染者的血液、精液、阴道分泌物和乳汁中，因此，如果一方感染或有可能感染了艾滋病病毒，那么，性交时不仅要戴安全套，对任何接触感染者生殖器的行为（如肛交、口交）也需要进行防护：

1．阴茎要戴乳胶安全套。

2．接触生殖器和肛门的手要戴乳胶手套。

3．接触阴道、阴茎或肛门时要戴乳胶牙套（可将乳胶安全套切开当牙套）。

4．不接触感染者的乳汁。

5．润滑油的使用也有讲究。使用乳胶安全套时，只能用水性润滑油，因为油性润滑油会损坏乳胶安全套。女用安全套则既可用水性，也可用油性润滑油。

6．如果男方是感染者，那么在射精后要尽快将安全套取出，并注意不让精液流出来，然后将安全套打结或卷好，扔到安全的地方。

戴套别犯这些错

美国伯明翰阿拉巴马大学研究人员对超过1100名男女进行了一项调查，发现有将近1/4的人错误使用安全套。常见错误使用方法有：

1．在戴上安全套之前就将套体完全展开。

2．女性为伴侣戴安全套时，没有将其顶端的空气放出来。

3．男性自己使用安全套时，经常将里面一层翻在外面戴。

4．前戏中有直接身体接触时不戴安全套。

5．性生活结束后，拿掉安全套时没有握住安全套的底部。

6．在两次连续的性爱过程中，重复使用一个安全套。

以上这些错误使用方式，容易导致性生活中润滑不足、套体破裂、精子溢出等问题，这使男性感染性病的风险提高了将近两倍，女性意外怀孕概率也大增。

学会使用安全套避孕、性福两不误

美国一项研究发现,超过50%的男性不爱用安全套,究其原因,就是戴上以后有不适感。因此对男性而言,面对形形色色的安全套,选对最合适自己的款式,至关重要。

买套前测长度

我国安全套有三种型号,大号直径为35毫米、中号直径为33毫米、小号直径为31毫米。多数情况下,我国男性最合适的尺寸是中号。但临床上,我们也常会看到,有些男性由于使用过紧的安全套,令阴茎血液循环受阻,导致阴茎内组织和神经缺氧,海绵体部分受伤,甚至可能出现阴茎疲软、不举。而有些人买了过大的安全套,容易导致套子脱落、精液流出,降低避孕效果。所以,男性在选用安全套时,最好先测一下阴茎的直径,包括疲软状态下和勃起时的。

测量时,室温最好在25℃左右,心情平静并适当休息之后。用手把阴茎抬平,用硬尺的一端顶住耻骨联合部,另一端以龟头尿道外口为基准,这是阴茎常态下的长度。勃起时,应用细线围绕充分勃起后的阴茎中段一圈,然后测量线的长度,即得阴茎周长,再除以3.14,便是阴茎直径,这一结果最接近实际数据。

射精快别用超薄套

安全套的厚度对男性的心理有很大影响。安全套越厚,男性阴茎在性生活中的敏感度就越低,认为自己和爱侣之间的距离就越大,自然感觉越差。如今,安全套主要有超薄、薄型和普通三种。其中,超薄型的厚度为0.03毫米,普通型的厚度为0.04～0.06毫米,薄型安全套则介于两者之间。有研究显示,厚度每下降0.01毫米，男性的舒适度会上升20%。

不过，超薄安全套也不是人人适用。对于那些射精较快、上了年纪且自控力较差的男性来说，还是应该用厚一些的安全套。这有利于控制射精，延长性生活时间。

戴安全套还要注意：应在阴茎完全勃起后戴上，否则会使安全套出现多余皱褶，容易滑落。其次，如果戴上后，经过长时间爱抚仍没有正式性交，会使安全套表面干燥而不易插入女性阴道内。所以，最好是双方经过爱抚，等到兴奋程度提高后，再戴上安全套，并确定安全套末端卷曲部分露在外侧。性爱后，在阴茎未疲软时立即用手按住安全套口部，在阴茎完全抽离后将安全套脱下。

孩子11岁谈性最合理

最近，由英国著名的"父母热线"参与的一项研究显示，父母和孩子谈性的最佳年龄是在11岁，如果你希望孩子有一些性经验，并且减少危险的性行为，应该在孩子11岁左右，和他谈论关于性的知识。

据研究发现，11～14岁是和孩子谈性的关键年龄，当孩子超过15岁，爸妈说话的影响力就没以前那么大了。

名为"每日一聊"的研究报告显示，在14岁的孩子中，75%的人想和父母谈论性，44%的人不相信从朋友那儿听来的性知识，25%的人说，他们对于电视、报纸等媒体上看来的东西感到迷惑。

英国和威尔士是全欧洲青少年怀孕率最高的国家，性传播疾病也逐渐攀升，很多父母以学校里有性教育为借口，不在家里和孩子谈性，但学校里实际上只教孩子基本的生理知识。青少年觉得，父母和自己谈性，并不表示父母鼓励自己去做这件事。另外还有研究表明，每天和孩子谈谈和性有关的话题，可减少危险性行为，帮助年轻人衡量性和安全的问题。

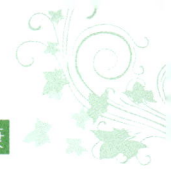

人为什么会坠入爱河？

为了传递基因。人类进化让我们有了大脑以及需要抚养多年的无助婴儿，这使得异性配对结合对于我们的生存至关重要，爱上某人是唯一确保我们在现有情况下挑选到尽可能好的配偶，并把自己全身心交付给对方的进化策略。

神经传递素苯乙胺和多巴胺引起我们产生所有这些情感的大脑变化，并使我们相信自己会永远热爱对方。不过，基因只能大体上确立这种可能性。一个人为什么会爱上另一个人要远远复杂得多，而且常常是无法解释的，不过相似性、吸引力和共同的兴趣会起到很大作用。热恋决不会长时间持续，但却可以是持久爱情的序幕。

热恋可增强记忆力

意大利帕维亚大学的研究者发现，恋爱可以令体内的神经生长因子保持较高浓度长达一年时间。这种类激素物质可以刺激新的脑细胞的生长，有助于修复神经系统，提高记忆力。不过，遗憾的是，研究人员发现，恋爱的魔力只能持续1年。

科学家发现，对你现在所拥有的一切心存感激，无论是拥有一个贴心的伴侣，拥有一定的成就，还是自己还活着这个事实本身，这种感激之情可以增强免疫功能，降低血压，令整个身体的康复速度加快。

美国某研究院性学专家发现，恋爱、感激、满足感都可以促进催产素的分泌。催产素号称"信任激素"，是垂体后叶分泌的激素，调节自主神经系统，也能调节脑部其他主管情绪和社会行为区域的活动。它可以放松神经系统，从而释放掉压力。

男女差6岁结婚最理想

为什么样男性更愿意娶比自己小的女性,而女性也乐于嫁给年长的男性?近日,芬兰科学家在一项最新的研究中发现,男性与较年轻的女性结婚,才能最大限度地保证后代的健康,以及家庭的稳定。

芬兰土尔库大学的生态学家调查了700对一生只结一次婚的夫妻。研究人员分析了这些夫妻的年龄差异。结果发现,丈夫比妻子年长6岁,婚姻更幸福。一方面,这样的组合更有利于女性在身体健康状况较好的时候生育,既保证了子女的健康,又有助于母亲的恢复。同时,较年长的男性一般社会地位、工作、收入等都比较稳定,组建家庭后遇到的问题较少,更有利于夫妻和睦。

婚前考虑性,婚后更性福

每个人的性欲强度是不相同的。一个性欲旺盛的人选择一个性欲低下的人,婚后性生活是很难融洽的。如何获悉对方的情况呢?唯一的方法是双方真实地告诉对方自己的情况。性欲强度分为两个层次:第一层次是性生理强弱程度。美国性学家金西经过大量调查发现:青春期(以首次月经遗精为准)开始得越早,人的终生性能力就越强,表现为性生活频度高,连续性生活多。这一发现适合85%的人。男性性能力在18～25岁最强,以后不可逆转地逐步下降,大约每10年下降一半。女性性能力在35～45岁最强,之后开始下降,但下降速度慢于同龄男性。

人的年龄越大,性能力越低,所以从性的角度出发,一般认为性欲极强、性要求较多的中青年人不适宜与老年人结婚。一般双方年龄相差不宜大于15岁。

老年人再婚的性生活主要是为了满足性的接触欲和抚摸欲,故而性交能力的大小无关紧要。但如果个别男性的性能力很强,则需选择一个和自己性能力差不多的女性。

婚姻最怕什么

办公室里的张某离婚了,这一消息把我们一帮同事都给打晕了,因为张某和她的老公可是我们身边的模范夫妻。话题由张某谈到离婚,又谈到婚姻,忽然有人问:"婚姻最怕什么?"

刚结婚的李某说:"婚姻呀,最怕我们家的那个婆婆,自以为是家老大,干什么样事都得听她的,从房子装修,到我们婚礼的安排,她是一手承办。我说一句不满意的话,她就在自己儿子面前说我的不是。我昨天就和老公闹了,一年内要是不和婆婆分开来住,我们早晚得劳燕分飞。"

有了孩子的马某说:"你错了,如果没了婆婆的帮忙,孩子一哭一闹,你还哪有时间谈情说爱?要我说,这婚姻最怕的是小三,等你年老色衰了,等你爱唠叨了,等他有实力了,就有另外一只爱情鸟向他不断地'关关雎鸠'呢,一般男人的精力都做不到坐怀不乱。"

马某这么一说,大家都笑了,张某可不就是这种情况吗?这时,一直不说话的张大姐说话了:"这些都是婚姻的外力,婚姻真正怕的是本身的内力。"这话一出就把大家给镇住了,姜还是老的辣。看大家一愣一愣的,张大姐继续说:"这内力就是夫妻之间的吸引力。有的时候把对方看得太紧了容易离婚,每天查短信,每天闻衣服上的香水味,甚至跟踪行踪,勒得太紧,绳子总会有断的时候;不过看得太松也不行,没有一点关心,连对方的生日也不记得,这样的婚姻,就像牛奶中加入了水,爱的味道也就淡了。"她的话使我们明白了,其实,婚姻最怕的是生活的琐碎里丢失了对对方一往情深的爱情。

性健康了才健康

 ## 离婚就一辈子不幸福了吗

婚姻是围城：外面的人想进去，里面的人想出来；有的人几进几出，有的人进了想出来，却站在墙头徘徊——因为他们害怕一旦离了，以后不一定能再找到幸福。一次失败的婚姻会影响一辈子吗？

离婚确实会对一个人的健康造成影响，这主要体现在心理方面，出现抑郁、孤独、愤怒、不甘等。美国芝加哥大学全国民意研究所老龄问题中心对近9000名51～61岁的成年人进行分析后也发现，与目前婚姻正常的人相比，有过离婚或丧偶经历者，患心脏病、糖尿病或癌症等疾病的概率要高20%。在美国，女性30岁以后离婚，再婚的可能性只有60%；如果超过40岁离婚，再婚的比例下降至40%。而且，无论男女，再婚的人再离婚率超过60%。

心理学家分析，再婚者普遍具有怀旧心理，尤其是离异后再婚者。不少人再婚只是为了排遣单身生活的苦闷，选择伴侣的标准较初婚时更现实。有些再婚夫妻间还可能互留心眼、互相猜疑。面对这种基础较弱的婚姻，当双方发生冲突时，很容易瓦解。因此，美国越来越多的心理专家开始深入探讨解决婚姻危机的办法，以各种方式帮助面临危机的人挽救婚姻。

但这并不表明，离异后就一辈子不幸福了。决定离婚后是否能幸福的关键还在于自己，总结前次婚姻失败的原因，多从自己身上找缘由；要改变不好的生活习惯，多关注自身健康。这能将离婚的危害降到最低，也为下一次婚姻的幸福做好准备。

 ## 婚姻需要打"补丁"

对于计算机操作系统或大部分软件来说，每隔一段时间进行"打补丁"式的升级，可以弥补系统漏洞，满足使用者的要求。

婚姻也是如此，再亲密的夫妻，随着岁月的流逝，激情也会日趋平淡。在日复一日平淡的生活中，夫妻双方就应该学会为婚姻"打补丁"，让误会得以解决，矛盾得以消除，从而情感随着岁月升级。

有些男人忙于事业，整天奔波在应酬之中，没有时间，也认为没有必要再像刚结婚时那样想着、惦记着、呵护着自己的女人。长此以往，女人就会有委屈，感觉孤独，以为丈夫不再爱自己。更多的男人想不到这一点，觉得女人越来越多事儿，自己整天忙得团团转，不予理解不说，还要死缠烂打。夫妻间积怨越来越多，处理不好，矛盾难免会一再升级，直至弄到无法收拾的地步。男人要学会给婚姻打"补丁"，每隔一段时间，就应该陪着妻子喝点咖啡、看场电影、逛逛商场，哪怕是长谈一次也好，两个人真诚地交流一下情感，说出藏在心里的知心话，更多地让对方了解自己，而不是猜测着双方的真情实感。这样，如此简单的"办法"，就会让夫妻间的"矛盾"得以消除，"误解"得以澄清，情感更会如愿以偿地上个台阶。

给婚姻打个"补丁"，其实就是学会不时地给婚姻加点"感动"。眺望着窗外风雨怒吼，心中便开始牵挂着下班路上的爱人。这时，你不妨穿好雨衣，带上雨伞走出家门，守候在爱人单位的门口，为爱人打着伞，与爱人并肩走在风雨的路上。丈夫时常出去应酬，常常是午夜才归，妻子不妨在窗口为他留上一盏灯，听到丈夫的脚步声在楼道中响起，就守在门旁迎着他进来，不再是指责盘问，而是为他端来一杯热茶提神解酒。

在婚姻中，就是要学会每时每刻给对方感动，打些"补丁"，哪怕是细微的一点点，只要是发自内心的真诚就足够了。学会给婚姻打"补丁"，相信你就会在生活中收获幸福快乐，婚姻也将会如一艘劈波斩浪的巨轮，永远地航行在幸福的海洋中。

别做婚姻的贪婪者

人人都渴望得到一份完美的婚姻,老公有型有财,还体贴顾家;老婆美丽温柔,又下得厨房,入得厅堂。

婚姻的最初,浪漫还在,激情未退,恋爱时的那些小把戏、小温情、小手段把各自的瑕疵还是遮掩得那么好,幸福感觉依然在彼此的内心涨得满满的。而一旦走到婚姻深处,浪漫被平庸代替、激情被琐碎打败,那些瑕疵就暴露了。他嫌她身材不苗条了、皮肤不白皙了、性格不温柔了、对他的爱不够了;她嫌他挣钱不多了、回家太少了、人变懒惰了,也不浪漫了。总之,望眼过去,对方皆是瑕疵满身。于是,争吵不休,硝烟弥漫,哪里还有当初的花好月圆?于是,他后悔了,她不是他要找的理想爱人;她亦后悔了,她怪自己当初眼睁得不够大,没有看清他不是"绩优股"。

由此,我想起曾经看过马未都先生的一篇文章。说的是,有一年马未都先生去新疆,在一片杏林中看见树下坐着一维吾尔族老人,遂上去打探杏子怎么卖。老人说,两毛一脚。马未都一头雾水。老人告诉他,"一脚"就是两毛钱让你踹一脚树,掉下多少杏子,就都是你的,马未都一乐,以为这是一桩又浪漫又好玩又收获颇丰的买卖,遂提着桶,寻了一颗硕大的树,用尽吃奶力气去踹,结果,树岿然不动,一颗杏子也没掉下来。后来,马未都明白过来,选一棵小点的树去踹,结果捡了大半桶杏子。

经营婚姻的道理也是这样,一直一味地要求对方太多,却从不审视自己是否也有相匹配的能力。更何况,当初的爱情随着走入婚姻,已经不再饱满,那么,对对方的期望值,也就应该有所降低。

要的越多,失望就会越大。在经营婚姻中,看清自己、看清对方,选好自己人生路上那棵可以相守的爱情树,并用心栽培和呵护,那它就一定能结出丰硕的果实。

6种情况容易性猝死

◆ **长期分居、长途乘车归来或长时间体力劳动后**，如果马上进行性生活，可能让心脏和血液系统疲于奔命，发生猝死。因此夫妻久别重逢，不要过分激动，在长途旅行归来后，应先休息消除疲劳。

◆ **年龄相差悬殊** 男女间年龄相差过大，年龄较大一方容易心率快速上升，从而导致交感神经兴奋，令血管收缩和血压上升，在极端情况下血管甚至会破裂，导致性猝死。

◆ **患有基础性疾病** 患有高血压、冠心病及其他心脏病的患者，因为高度兴奋，可能造成血压骤升、心脏超负荷，引发脑血管破裂，发生中风而猝死。因此有高血压、冠心病及其他心脏病者，在性生活时不要过分兴奋激动；有心绞痛症状的病人，性生活前宜服用硝酸甘油或消心痛等药物。

◆ **酒后同房** 有人认为酒能助性，但酒精本身也可使血流加速、血压升高，再加上性兴奋的刺激，容易诱发心脑血管疾病。因此，在性生活前不应饮酒、咖啡等兴奋性饮料或大量吸烟。

◆ **婚外性行为** 这时当事人会因心理压力大而出现精神紧张、情绪不稳定，容易诱发心脑血管疾病，发生猝死。

◆ **药物影响** 有些人为了提高性欲，滥用壮阳药物。服用药物后可能造成过分性冲动，使人在性交时过分用力、性动作猛烈，发生猝死。

预防性猝死，最主要的在于性生活要适时、适度，根据双方年龄、精力进行。另外，性生活后最好在床上躺卧休息会儿，不要立即起床。

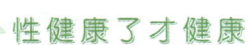

无性婚姻

所谓无性婚姻是指由于夫妻双方缺乏必要的性知识,或一方乃至双方患有性功能障碍,致使双方从未有过真正性生活的特殊婚姻状态。

造成无性婚姻的主要原因是:

◆ 性无知　因长期的性禁锢、性愚昧使得不少人对性仍然一无所知,而造成对女性器官的解剖形态缺乏必要的了解,以致夫妻双方不能过正常的性生活。

◆ 阴道痉挛　造成患者害怕性生活,每当触及性器官时就会出现阴道和骨盆底部肌肉的痉挛性收缩,严重者甚至只要一想到性生活情景就会痉挛,使性生活无法进行。

◆ 外生殖器发育异常　如处女膜肥厚、阴道闭锁等,即民间所称的"石女"。这类病人多因婚后不能正常过性生活而就医,并能很快明确诊断。

◆ 阳痿　由于男方长期的性压抑、造成了心情过分紧张、焦虑,做爱时反而勃起抑制,使性生活无法进行。

◆ 性生活恐惧症　因严重的恐惧而竭力回避和拒绝过性生活,使婚姻名存实亡。

忘记初恋,婚姻更幸福

初恋是让人难以忘怀的记忆。初恋的美好时光恰恰是未来婚姻幸福的障碍。人们往往会把初恋的激情当做评判未来感情生活的标准。因此,为了婚姻幸福,请忘记初恋。

人们成年后,通常会用冷静和稳定的心态处理恋爱关系,因此与年少时的初恋想比,成年人的恋爱缺少点激情和浪漫。当你

第一篇 性健康

除了需要成年人恋爱的一切特质外,还想追求初恋时的激情和热烈,问题就出现了。保持长久幸福感的秘诀是忘记初恋的幸福时光,如果你能控制自己不去想初恋时的激情,你在未来的感情生活中就会获得更多的幸福感。

性行为异常 ≠ 性变态

性行为异常和性变态这两个词经常见诸医学报刊,有人以为它们是同一概念或意思接近。其实,二者是有区别的。一个正常的人在特定的年龄和环境下有时会出现性行为异常。

性行为异常的表现

◆ 同性相恋　青春期前后,有的青少年可能出现与同性伙伴过分亲密、恋恋不舍甚至朝思暮想的倾向。不过,一旦环境改变,他们便自然把兴趣转到异性身上。

◆ 自恋　青少年容易发生自恋,比如有的人常对着镜子,喜欢欣赏自己的身体、容颜或洁白的皮肤等,有一种"孤芳自赏"的感觉。

性变态的几种主要形式

◆ 同性恋　与上述同性相恋有区别,是以同性为满足性欲要求的对象,多厌恶异性。

◆ 性满足的方式与众不同　性变态者常常通过以下几种不良"癖好"来达到性的满足:①窥淫癖;②露阴癖;③淫语癖;④施虐癖;⑤受虐癖。

◆ 满足性需要的对象异常　正常人满足性需要的对象是异性,而性变态者更关心的是物品,如女人的内裤、胸罩及袜子等(恋物癖)。

性健康了才健康

性变态不仅是一种疾病，而且还会侵害他人，给社会造成混乱；而当事人易遭周围人的谴责和鄙视，内心会十分痛苦。对性变态进行治疗，药物、环境影响和教育措施往往收效甚微。所以，对性变态的预防重于治疗。预防要从幼年入手，不要鼓励或纵容儿童异性打扮，也不要做扮演异性的游戏等。性变态者以青年人居多，到40岁以后，大部分性变态可趋于好转。

4类食品为性爱"加油"

◆ 含精氨酸的食物　精氨酸是精子形成的必要成分，并能增强精子活力，摄取足够的精氨酸，有利于改善性功能和提高精液的质量。某些水产品含精氨酸较多，如鳝鱼、泥鳅、鲇鱼、章鱼、鳗鱼、虾、海参、墨鱼、龟、鳖等。除水产品外，含精氨酸较多的食品还有芝麻、核桃、花生、紫菜和豆制品等。

◆ 富含锌、镁、铁元素的食物　锌为精液中的主要活性成分，精液的含锌量为其他体液的上千倍。锌能刺激脑垂体，促进性激素分泌，促进性腺发育和维持性腺正常功能。男孩生长期缺锌，发育便会停滞，睾丸发生萎缩；成年男子缺锌，会出现性功能低下，使精子形成减少，畸形精子增多。含锌、镁、铁较多的食物有肉类、动物肝、蜂蜜、贝类、禽蛋、花生、桑葚、红糖和豆类等。

◆ 含性激素（尤其是雄激素）的食物　雄激素可促进肌肉生长，促进造血功能，刺激性器官成熟和第二性征发育。摄取含有性激素的食物后能增强性功能，并增强性激素对性欲的触发作用。这类食物有动物肾、肝、生殖器、睾丸胎盘和蜂蜜等。

◆ 含维生素E的食物　维生素E能促进新陈代谢和性器官正常发育，刺激性细胞分裂和成熟，并有明显的生精作用。含维生素E较多的食物有新鲜水果、肉类、蛋黄、海产品和坚果等。

第二篇
关爱男性

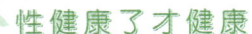

男科体检查什么

你曾为生殖器发痒、分泌物异常、长东西而坐立难安吗？你害羞、痛苦却提不起勇气求医吗？调查显示，90%的男性对于男科检查相当陌生，有了生殖器方面的问题，他们或者不知道该怎么办，或者根本不重视。

男人其实很脆弱

女性通常对妇科检查很重视，但男人出于对男科体检知识的匮乏，对最基本的B超、尿检也常敷衍了事。

男性久坐不动，前列腺血液循环较差，日久会出现尿频、尿急的情况。

50岁以后性能力不退反进，性欲增强。这可能是雄性激素代谢紊乱，需要及时做检查加以控制。

男科检查应按年龄做

男性生殖健康存在诸多问题，因此普及男科常规检查已经迫在眉睫。不仅中老年人要做，从婴幼儿起就要建立常规男科检查的观念，因为不同年龄段有不同的检查重点。

◆ 儿童及青春期　此时睾丸的位置异常（隐睾）、扭转、肿瘤、精索静脉曲张发病率较高，此外，包茎、流行性腮腺炎合并的睾丸炎、肥胖儿的阴茎短小等也较常见。这些问题都会导致不育或失去性能力。

◆ 20～60岁　由于正处在性活动比较频繁的年龄段，男科检查应注重前列腺和精子活力状况。怀疑自己有勃起功能障碍的男性还可以做阴茎硬度测试。有不洁性生活史者还应做性病病原体检查，以争取最佳治疗时机。

◆ 60岁以上 60岁以后，男性前列腺组织纤维化严重，极易患前列腺增生、肥大，所以应每年查一次前列腺组织，1~2年做一次B超。

当爸爸前更应仔细查

在准备要孩子的时候，应做一次男科体检。

首先，服用壮阳中草药的男性，体检前1周最好停服此类药物，并且在精液采集前3~5天内避免同房。

其次，有慢性呼吸道疾病、糖尿病、酒精性肝炎等疾病的患者，以及长期处于高温环境，爱穿紧身裤，性生活过频，嗜好烟酒的男性，更需要做常规男科检查。因为这些问题可能导致精子异常，引起不育。

另外，男性在洗澡时要注意自己睾丸的位置、大小、硬度有无异常，发现问题，应尽快去男科检查。重视男科体检，即是对自己的爱惜，也是对伴侣的关怀。

您应该了解的性学知识

苹果醋帮助恢复体力

机体在疲劳状态时，多是体内代谢导致酸性物质聚集。在过量运动后肌肉酸痛即为明显的例证。很多新鲜水果和蔬菜都是碱性的，此时，多吃些新鲜蔬菜、水果，不仅能中和体内过多的酸性物质，更能调节体内代谢平衡，减少癌症发生。苹果醋里有大量维生素和抗氧化剂，能有效消除肌肉中的疲劳物质——乳酸和丙酮。所以，性爱后不妨一起喝杯苹果醋。

酒后性生活易致性无能

适量的酒精能提高神经系统的兴奋性，改善性生活的状态。

性健康了才健康

但过量的酒精蓄积能导致功能的损害。英国性医学专家最新报告表明，酒后性生活比酒后驾车更危险，31%的后天性无能都是由于长期酒后性生活引起的，因为一旦长期饮酒，器官的灵敏性和功能性会永久性减退。可见，为了一时之快付出的代价是巨大的，远离酒精才是保持机体最佳功能的前提条件。

男人性伴侣越多越短命

过度的性生活会导致机体功能衰退，加速衰老。英国剑桥大学的医学专家指出，其寿命要比其他男性短2.2岁，拥有3个或3个以上性伴侣的男性，寿命比平均水平短4.7岁。

安全套可提高性快感

36%的亚洲男性表示"安全套能不戴就不戴，更喜欢女方服避孕药"。可研究发现，随着用料的改进，安全套非但不会影响性生活质量，还会适当延长性生活时间，提高男人的性快感。单就预防性传播疾病，安全套也值得广为提倡。同时，很多"异型"产品还能为性生活增加不少乐趣。可见，并非人人都能体会到安全套带来的好处。所以根据自己的特点，选择适合的款式，坚持使用，才能一举多得。

洗澡增强男人性能力

对男人而言，用冷热水交替洗浴是一种不错的性功能锻炼法。具体方法是：先在澡盆内用温水浸泡身体，待充分温热后再出澡盆，对下半身施以冷水，等3分钟左右，阴部收缩后再入热水澡盆，如此反复3～5次即可。

阴茎是男性的体表器官，血流丰富，坚持长期冷热水交替冲洗，改善血液循环，更为重要的是，如此锻炼，能改善机体整体状态，提高抗病能力，这才是根本目的。

第二篇 关爱男性

7种方法改善男性性功能

◆ **坚决戒烟** 香烟中的有害物质会造成血管损伤，使阴茎海绵体缺乏弹性。吸烟者的阴茎明显小于非吸烟者。

◆ **接受输精管结扎术** 如果男性已经完成了生儿育女的使命，那不妨考虑一下结扎术。避孕失败是导致一部分男性焦虑的重要原因。这会影响男性勃起，进一步恶性循环作用于情绪，最终成为"性情"杀手。

◆ **远离情人** 一段短暂的风流韵事后，很可能伴随着勃起功能障碍。事实上，很多性医学科的医生常告诫病人，"地下恋情"会诱发负罪感，这也会导致焦虑，进而引发ED。

◆ **性爱别太猛烈** 超过1/3的ED男性都遭遇过阴茎受伤。在性爱中，性爱太猛烈，是威胁阴茎的因素。

◆ **每天适量步行或慢跑** 在那些需要久坐的男性中，每天步行2公里者，出现勃起问题的概率会下降一半，20分钟的慢跑或30分钟的力量训练也能达到同样的效果。

◆ **多打哈欠** 打哈欠能促使大脑产生一氧化氮。它不仅能保护心血管系统，还能沿着脊髓下行，直至给阴茎输送能量的血管。用来治疗勃起功能障碍的药物，其作用之一就是促进体内一氧化氮形成。

◆ **充足睡眠** 进入沉睡状态后，阴茎有3～5个小时处于长期勃起状态。这是其自我保养的方式，可以促进血液循环。从功能角度来说，男性在夜里勃起的次数越多，在性爱中的柔韧度也就越好。这保证了男性在性交时勃起更有力。

男性结婚别晚于35岁

近日,中国社科院和社科文献出版社联合发布了《2008年中国社会形势分析与预测》,在谈到中国当前婚姻态势及变化形势时指出,全国登记结婚人数持续减少,初婚年龄显著推迟。据统计,2006年,北京初婚年龄男性为28.2岁,女性为26.1岁。同年,上海男性初婚平均为31.1岁,女性初婚平均为28.4岁。晚婚者们认为,事业有成、有房有车、基础稳定了再结婚,是对自己对爱人负责的表现。

然而,据美国"网络医学博士"报道,一项调查表明,女性25岁、男性27岁,是最理想的结婚年龄。之前也有研究指出,23岁是发生第一次性关系的最好年龄。过早或过晚结婚,都有不利影响。研究人员表示,过早结婚者常常是凭着一腔热情和冲动,并没有清楚地意识到婚姻的责任和义务;过晚结婚者或许功成名就了,明确了自己希望从婚姻中获得什么,但这也增加了其功利面。此外,结婚越晚,也会影响双方生育能力,甚至是性能力。

大龄男子(35岁以上)刚结婚时,特别容易出现性功能障碍,尤其是那些没有任何性经验者。其实这个道理很简单,一个年轻小伙子想学会骑车很容易,不怕磕不怕碰就行了,而40岁才学骑车,难免会笨手笨脚,不那么顺畅自如。

男性大约在18~22岁,经历着他一生中性反应和性能力的高峰时期,此时他们大多性欲旺盛,处于性饥渴阶段,性幻想的发生迫切而经常,使得男性也热衷于寻求异性伙伴。30多岁时,男性性冲动的急迫程度会减弱,他们仍对性追求感兴趣,对性刺激的反应仍然较快,但高潮次数已不再那么频繁。等到40岁时,除非有异常刺激,一般男性不能很快地进行连续射精,其性快感也开始发生明显变化。难怪有人说,40岁是青春期的老年，50岁是老年期的青春。此时，男子的性反应特点转变为扩散泛化、延及全身的感受，对性高潮的追求逐渐变得不那么迫切。

怎样和爱人做朋友

婚姻是一个空盒子，你必须往里面放东西，才能取回自己所要的，放得越多，得到的也越多。

研究表明，夫妻间有4种严重损害婚姻关系的行为：批评、轻蔑、防卫、冷漠。可是，许多夫妻一开始都是非常甜蜜的，如何能预测未来呢？

两个人的婚姻关系，在恋爱早期就能看出蛛丝马迹，而不像大多数人想象的，开始都甜甜蜜蜜，后来才出问题。

如果激情逐渐消失怎么办

通常认为，夫妻之间的激情有如电光火石，肯定会渐渐消失的。在性学专家的观察中，那些一如既往激情满怀的夫妻，往往也维系着最好的友谊。他们会说："我们是最好的朋友，我们互相理解、互相帮助。"这就是婚姻的真谛，只有成为了好朋友，才能真正做到包容和谅解。

和爱人做朋友有什么决窍？

首先，要看你们是不是真正的朋友。如是否容易交谈，或谈上4～5个小时都不嫌累；是不是把对方认为重要的东西记在心上，彼此爱慕，彼此尊重。夫妻们也可以通过回答以下问题，来检验彼此的熟悉程度。如你能否列出配偶最好朋友的名字？配偶现在正面临哪些麻烦事？你知道配偶的梦想吗？你知道配偶最讨厌的人是谁吗？

性健康了才健康

吵架是不是坏事情

冲突普遍存在，如何解决，取决于夫妻的态度是建设性的还是破坏性的，建设性的态度包括接受伴侣的影响、妥协。破坏性的态度是侮辱、自我防卫、推卸责任等，这些都预示着关系的终结。

吵架不可避免，但我们可以在吵架中检视并建设二人关系。比如妻子抱怨丈夫下班晚了，有人会就事论事地说："你回晚了，我等了很久。"有人会上升到怀疑丈夫的人格尊严："你总是迟到，这个毛病永远改不了。"后者是偏激的态度。

男人要了解女人9件事

女人就像一个永远解不开的谜，总令男人束手无策。近日，美国"科学现场"网总结了女性的9个特点，提醒男人必须了解。

◆ 岁数越大越爱冒险 男人随着年龄的增长会越来越看重感情，但女人却对冒险越来越有兴趣。老年女性对性生活充满新的渴望，富有冒险精神。

◆ 一生有两次"青春期" 女人在40多岁时要经历第二次"青春期"——更年期。它通常始于43岁，在四十七八岁达到高峰。除了月经不调和夜间盗汗外，还烦躁。

◆ 大脑受怀孕影响 女性怀孕的前8周，黄体酮增加不仅能稳定女性情绪，还能帮助睡好觉。

◆ 易失去"性"趣 女性性欲比男性更易受影响。心情不好、怀孕、照顾孩子、绝经等都可以影响其性欲。

◆ 不喜欢用拳头解决问题 男人习惯用"拳头"解决争端。但研究表明，女性更倾向于以"化敌为友"的方式处理问题。

◆ 生性多疑敏感 女性比男性更敏感，容易感到疼痛和焦虑，不懂得如何应对高压，因此容易抑郁。虽然敏感使人的思维更加灵活，但长期敏感多疑对健康不利。

◆ 不能容忍沉默　女性善于觉察人际关系的"微妙变化"。她们最不能容忍对方冷战式的沉默。

◆ 善读别人心思　女性能轻易读懂别人的想法。她们能很快记住别人的相貌，从他人的语气、面部表情和肢体语言中理解对方的意思。

◆ 情绪受经期影响　女性情绪无时无刻不受到经期影响。因为激素水平在女性体内不断变化，使她们喜怒无常。

聪明的丈夫常说3句话

◆ "谢谢你"——不等于距离感

越是小事，越应该说"谢谢"，大事反而不用说。家庭中，夫妻之间没有什么理所当然的，包括生孩子，也并非女人理所当然应该去做。所以，当任何一方主动自愿为你做了一件很小的事情时，说声"谢谢"很重要，比如递一双拖鞋、一块毛巾、一杯茶。一声真诚的"谢谢"，不是增加夫妻之间的距离感，而是一种"感恩"的表示。

◆ "对不起"——不等于没面子

婚姻家庭中的矛盾，没有全责问题。出现争吵后双方都应该道歉，只是谁先说出口而已。男人先说"对不起"是勇敢的表现，其实这3个字，不是认错，而是对出现争吵这种结果的遗憾。暂时放下面子说声"对不起"，却能为你赢回更多的东西，比如妻子的笑容、家庭的和谐、愉快的心情，绝对是笔"只赚不赔的买卖"。

◆ "我爱你"——不是恋爱专利

简单的3个字却有着巨大的魅力，它可以让女人流泪。所以已婚男人不妨多多练习对妻子说"我爱你"，让妻子感受到你的爱。

男性自测更年期

男性进入中年以后,随着睾丸功能逐渐减退,内分泌功能也会紊乱,结果导致类似妇女"更年期综合征"样的表现,称男性更年期。一般说来,男性更年期比女性更年期要晚3~5年。下面12个问题可以帮助男性检测一下自己是否已经进入更年期。

1. 使用原来的近视眼镜无法再阅读书报,摘下眼镜将书报放近看反而看得清楚。这说明已有"老花"。
2. 眼睛容易疲劳,看书稍久即感头痛、头晕。
3. 睡眠比以前减少,早睡早醒。
4. 饮酒者酒量大不如前。
5. 听力明显减弱。
6. 牙齿松动,咬不动较硬的食品。
7. 饮食口味改变,爱吃甜、酸、辣、咸等重口味食物,这说明味觉减退。
8. 嗜吃零食,特别是蜜饯类。这亦与味觉减退有关。
9. 性欲减退。
10. 记忆力减退。
11. 开始怀念童年往事。
12. 学习与工作精力不如从前,常有力不从心的感觉。

在上述12个问题,如果你对4个以上问题的回答为"是"的话,就表明你已开始进入更年期。

获得4级硬度不难

应该告诉每个正犹豫着要不要治疗勃起不坚的男性:无论是心因性还是器质性疾病导致的勃起硬度问题,几乎100%都能改善。

如果男性发现自己"不行"了，首先需要确诊是不是勃起有问题，是什么原因导致的。如果是因为以往不良性经历引起的心因性勃起障碍，可以在口服药治疗的同时，接受心理辅导。这种情况的勃起不坚，100%都能治愈。如果是其他疾病引起的，用口服药也能大幅改善勃起状态。

口服药物是目前临床上广泛使用的、能明显改善勃起硬度的治疗方法。有数据显示，服用50毫克西地那非，能让58%的男性从第3级硬度提高至第4级；若服用100毫克，这一比例能升到76%。即使阴茎只有肿大、毫无挺立一说的第1级，服用100毫克西地那非后，也有62%的人可以重新拥有第4级硬度。美国的调查显示，由于西地那非能大幅改善勃起状态，52%的男性愿意继续服用这一药物，其依从性较好。所以，这已成为欧美男性推崇的治疗方法。

男士常洗下身益处多

男士勤用温热水洗下身，既是夫妻双方性卫生的要求，同时对男士的性保健亦有积极意义。

◆ **可改善性功能** 有的男士阴茎勃起能力差，可能与会阴、阴茎部血液循环不良有关。热水清洗后，可再用热毛巾在生殖器两侧（腹股沟）至肛门两侧来回揉擦数十次。经常如此，能改善局部血液循环，使阴茎勃起功能得到一定提高。此外，痔疮、便秘、失眠等均对性功能有不良影响，男士勤洗下身对预防或改善这几种疾病都有积极作用，这也间接"维护"了男士的性能力。

◆ **可预防前列腺炎** 通过热水的物理作用，能促进生殖器的血液循环，改善局部血液供应，有助于避免尿道逆行感染而预防前列腺炎。

正确的清洗方法是：使用水温适宜的流水，清洗应先上后下，由前到后，即先洗阴茎、阴囊部，后洗肛门部位，以免肛门周围的粪菌污染生殖器而引发炎症。最好养成每天或隔天洗一次的良好习惯。准备专用的小毛巾,并最好经常在太阳下照射消毒。

男性性欲强弱与基因有关

英国国家健康研究所对 250 名男性进行研究后发现,人的性欲强烈与否,与其体内的性欲基因有关。性欲基因控制着大脑中化学物质(5-羟色胺)的含量,而 5-羟色胺除了影响人的压抑和焦虑情绪外,对人的性欲影响极大。对此,有科学家指出,性欲是多种因素的综合产物,不仅仅由基因决定。

青少年阴茎经常勃起怎么办

青少年性成熟后,往往在人格、性心理上发育还不够完全。此时容易受到外界的性刺激,如带有色情的书刊、影视光碟等,引起阴茎充血勃起。生殖器长期处于充血状态,容易诱发前列腺炎,也称前列腺溢液。要避免这种情况,应当理智地克制性冲动。具体地说,可以注意以下 7 个方面。

1. 与异性接触中,应自然、坦率、友好地交往。
2. 不看有色情内容的录像带和光碟。
3. 内裤宽松,不要过于紧、小,以避免对生殖器产生摩擦刺激。
4. 每天睡前用温水清洗外生殖器,尤其应将阴茎包皮上翻清洗,避免污垢刺激而引起勃起。睡前不要看谈情说爱的电视或小说,不要胡思乱想,尽快入睡。
5. 不要随意玩弄生殖器,如果 10～15 天发生 1 次遗精,属正常生理现象,不必太介意。对大多数青少年来说,当阴茎受到外界性刺激而勃起时,不妨去小便,膀胱尿液排空后,阴茎便会自然疲软下来。患了充盈性前列腺炎,也不必过于恐惧或害羞,最好去医院泌尿科或男科请医生诊治。

6．多参加文娱和体育活动，使充沛的精力得到有益的释放。

7．由于青少年涉世不深，辨别是非的能力弱，容易受社会环境的影响，因此择友时应谨慎。

 阴茎为什么异常勃起

读者A先生来信，说自己喜欢武术，身体健壮。今年36岁，近来有个怪现象，在无性欲和无性刺激情况下，阴茎异常勃起且持续不倒，有时胀痛难受，时有精液流出，但无射精快感。问是否他练功不当，走火入魔？

A先生所患的是少见的阳强症，此病多发生于16岁至50岁左右性活动期。此症多发生于性欲强且嗜酒贪杯，嗜食辣燥厚味，可诱发此症。中医认为，此症患者阴精亏损，外强内虚则相火易动；肾阴亏虚，阳不能，则阴茎挺而不收；心肾不交，精关失职而出现遗精阳强。患者食刺激食物，积温成热，温热下扰精室，使肾阴暗耗，相火炽烈充斥肝经。肝主筋，水不能养肝，气滞血瘀，故阳强不倒，能张不能弛。

 男性更重子午觉

虽说"男靠吃女靠睡"，但这并不意味着，睡眠对于男性就不重要了。相对女性而言，男性更重睡眠质量，更重视子午觉。

子午觉就是在每天的子时、午时按时入睡，其主要原则是"子时大睡，午时小憩"。中医理论认为，子时（晚11时至凌晨1时）和午时（中午11时到下午1时）都是阴阳交替之时，也是人体经气"合阴"及"合阳"的时候，有利于养阴及养阳，如在这两个时间段熟睡对人身体有好处。但午休只要半小时即可。

相对于女性，男性工作压力更大，特别是脑力劳动者，平

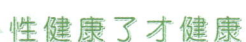

常不注意按时入睡，晚上夜生活过多，常错过睡子午觉的时机，极易产生睡眠障碍，不利于体力的脑力恢复，长此以往，会让人处于亚健康状态，对健康的危害极大。因此建议男性也要多睡子午觉。

生活小事引出性事大问题

生活方式对健康有很大影响，此话不假。一点芝麻绿豆大的事，都会对性健康造成极大影响。

一名40多岁的男性患者，总感觉从左腹到左腿，甚至盆腔部位都隐隐作痛，尤其性生活后更是难受异常，可怎么都找不到病因。慢慢地，他的性功能也出现问题，勃起、维持时间都开始"打折扣"。

原来，这位患者的居住条件不好，房间很小，沙发和电视都错着摆放，因此他总歪着身子躺在沙发上看电视。由于长时间保持一个姿势，造成一侧盆腔肌肉压迫且过度紧张，自然就会出现疼痛，甚至影响勃起功能。再加上一疼，家人就会劝他多休息，窝在沙发里看电视的时间更长，疼痛不减反增。他多运动，少坐着看电视就好了。

一些患者，因为经常吃冷食，导致肠胃功能出现问题，进而影响性能力；还有人因为抽烟，最后勃起功能减退。可见，性健康和身体其他器官的健康息息相关，所以说"性健康是综合健康的晴雨表"。要想在性生活中始终保持一流表现，首先就要养成良好的生活习惯。

男人性伴侣越多越短命

人们常说，男人比女人的寿命短。据英国《经济学家》杂志报道，男性短寿的原因很多，其中，"一夫多妻"会使男性衰老的进程加快。

英国剑桥大学和印度一家科研所的专家指出，在动物界适用的"配偶竞争论"，在人类社会同样适用。在人类进化发展的过程中，雄性为了获得繁衍的机会，必须争夺雌性，因而要承受更大的竞争压力，其代价就是寿命的损耗。科学家们收集了35种动物的数据，在19种"一夫多妻制"的动物中，雄性在生命各个阶段中的死亡率都比雌性高。但是在"一夫一妻制"的动物中，雌性和雄性的死亡率却没有明显的差异。同时，科学家们也发现，在人类社会中，那些拥有多个性伴侣的男性，其寿命要比其他男性短。

研究者指出，在人类进化史上，曾经占有统治地位的一夫多妻制，是造成男性短命的重要原因。所以，男人要想活得长一点，还是不要"妻妾成群"。

忍精不射害处多

在性生活中，男子在临近射精时突然停止性交，目的是不让精液射出体外。其实对男性来讲，经常性地中断性交危害很多，这种做法是绝不可取的。

◆ 诱发阳痿　突然中断性交，只能终止性生活的动作，而性中枢神经活动和性器官都仍处在兴奋、充血状态之中，久而久之容易诱发阳痿。

◆ 诱发射精异常　射精如果经常被抑制，还会影响到射精功能，轻者发生射精抑制，重者就会不再射精。

◆ 诱发血精　突然中断性交，性器官充血的消退时间便延长，精囊持久充血，导致精囊壁上的毛细血管扩张破裂，容易发生血精症。

◆ 诱发无菌性前列腺炎　中断性交，性器官内血流复原的速度大大减慢，前列腺长时间充血，易发生无菌性前列腺炎。

◆ 诱发频繁遗精　性兴奋时精液积蓄在膀胱括约肌和尿道膜部括约肌之间的一个密闭的小空间内，待性高潮时才排出。中断性交后，只有通过遗精的方式排出体外，经常中断，就经常遗精。

总之，中断性交由于性欲未得充分满足，加上性器官充血持久，容易影响健康。

性高潮时屏住呼吸脑部易缺氧

专家指出，不管男人在性爱时是如何活跃，但射精后，疲倦感会愈发强烈，而且，性爱可以让男人放松并感到安慰，性交后使他们比平时更迅速地入睡。

此外，有些男性错误地认为，在性高潮即将到来时屏住呼吸，可以体验到极致的快感。其实，这种做法只能导致脑部缺氧，加深性交后的困倦感，以致第二天都难以恢复。

专家说，想减少性爱后的疲乏，可以在做爱前喝一杯咖啡；尝试调整做爱的时间，早晨或中午做爱后，男性不易进入睡眠状态。

另外在性爱过后、睡觉之前做做伸拉背部的运动，可以增强脊髓神经的运动功能，促进疲劳感的减弱。

房事过度的表现

要给性生活频度确切地下定义是困难的，因为个体的差异很大，即使是同一对夫妻在不同情况下，性生活频度亦不尽相同。性生活过度主要表现为：面容憔悴、形体消瘦、精神倦怠、委靡不振、头重脚轻、周身无力、心跳气短、虚汗淋漓、失眠多梦、不思饮食。当有以上"信号"出现时，即已告诉你，性生活已经使你"超负荷"了，必须立即调整。

为了防止这些信号出现，不单是适当节制房事次数，还要做到"两不"：①重度劳动后不宜房事，否则体力过度消耗，就会损伤"元气"。②酒后不房事,在醉酒情况下行房事,会影响健康。总之,房事应适当节制,这也是人生重要的"养生之道"。

"事后"头晕怎么回事

性爱时,人体极度兴奋,血压增高、心率加快,若当事人有贫血、高血压等病,就容易出现头晕、头痛等症状。以下几个原因也会导致性生活后的头晕。

如有体位性低血压的人,蹲下起身时及性爱后,都会出现头晕。饥饿时亲热,也易因为低血糖而头晕。性兴奋到达高潮时,可能会因为头颈部肌肉痉挛而产生头痛、头晕。长时间洗热水澡,血液会大量流向皮肤,此时欢愉,性器官就会和大脑等器官争夺血液。又如性交过频、过久,过度疲劳,空气不流通,声音嘈杂会使人心烦意乱,也可造成头晕。

性爱后能查出少精症

如今,不孕不育越来越多,但是很多人不知道性爱后 8 小时内就可查出少精症。

妇女在排卵期宫颈黏液会明显增加,变得既稀薄又透明,量多而无细胞,使精明能干的"小蝌蚪"进入子宫。

性交后实验就是检查宫颈黏液对精子的接受能力和精子在通过宫颈黏液后生存力的实验。

该实验是在排卵期内进行,实验前要禁欲 3～5 天,性爱后女性需卧床至少 2 小时才能起床,性爱后 8 小时到医院接受检查。医生取出宫颈黏液中每高倍镜视野精子数目超过 20 个,一般来说男性方面是正常的,其怀孕概率会明显高于不足 20 个者。

如果宫颈黏液中无精子或仅有不活动的精子,怀孕概率会明显低于有活动的精子者，这可能是因为男性精子过少。

当然，如果宫颈黏液存在异常或有抗精子抗体存在，应进一步检查，以明确原因。所以这项实验也是不孕不育的重要检查内容之一。

性生活后为何大汗淋漓

房事时大汗淋漓，古医籍曾认为是七损之一，但应具体分析。如在炎夏或室温过高，或平时也好出汗，这一般是正常的。若排除上述情况，且伴格外的疲倦、头晕、精神不振等，则应自己先查找原因：看性生活是否过频，或过度兴奋、动作过猛、持续时间过长，或在疲惫的状态下行房。如果不是以上因素，则应该到医院检查。

性爱后为何龟头不能碰

性爱后，生殖器有触痛是常见现象，不必过分紧张。

男性射精后，身体的肌肉紧张逐步松弛，性能量得到充分释放，血管充血也会慢慢消散。这段时间又称不应期，即男性此时对性刺激不发生反应。他们主要在积蓄性能量，使精子数量和精浆得到补充，为下次性兴奋做好准备。男性在性活动中的体力消耗往往大于女性，有了这一段不应期，可以使他们避免过度疲劳。所以，这时触碰龟头就会有较强烈的疼痛和不适感。

不应期的疼痛与疾病无关，这是人的本能反应。此外，男性不应期的长短，因人、因年龄而异，可持续数分钟至数小时不等。对大多数男子来说，不应期随年龄的增长而延长。新婚男性一夜可有 2～5 次性生活，而年长者可能 1 月才有 1 次，且不应期可达几小时甚至几天之久。

房事后排尿困难怎么办

性生活后发生排尿困难，往往伴有不同程度的尿潴留。发生原因多是情绪过度紧张、精神过度兴奋、尿道括约肌和逼尿肌痉挛所致，并非病态。可以采取下列防治方法：

1. 在进行正常性生活时，要避免过度兴奋和紧张；性生活前与性生活后应各排尿一次，可以预防尿路感染，维护括约肌和逼尿肌的功能。

2. 一旦发生排尿困难的症状，可给予适当的镇静剂或雌激素。如不缓解，必要时可由医生行尿道扩张术。

3. 避免在女方经期同房。此时同房，月经血可能会浸入男方尿道，若性生活后及时排尿，可将经血冲洗出去。否则月经血凝集，堵塞尿道也可导致排尿困难，这时就只能找医生诊治了。

频繁射精有助提高精子质量

一项新的研究结果，对男人来说，无疑是个好消息：做爱次数越多，精子质量越高。

悉尼试管受精研究中心发现，有些男人的精子DNA受损严重，影响生育，频繁射精则能提高男人的精子质量。这一结果与目前大多数试管受精诊所的做法形成鲜明对比，后者通常在禁欲3天后才化验精子质量。

这项研究对42位有大量DNA受损精子的男人进行了跟踪调查。研究人员让他们在7天时间里每天射精一次。到最后一天化验结果显示，37位男人的受损精子数量减少了，这意味着他们使妻子怀孕的机会增加了。

性健康了才健康

人工受精研究所很少对精子的 DNA 受损程度进行检验,但现在越来越多的证据显示,精子的 DNA 受损是不孕和流产的一个重要原因。当然,这一结论仍需要进一步研究证实。目前,大约 20% 的男人精子的 DNA 受损情况严重,如果一个男人 DNA 受损的精子超过 30%,他使配偶怀孕的能力就会明显削弱。

尽管男人射精次数越多,精子的密度会越低,但可以拥有更高质量的精子用于试管受精,今后,研究人员将研究在频繁射精后那些增加的高质量精子是否能弥补精子数量减少所带来的缺憾。

男人智商高精子质量好

英国最新一项研究结果表明,高智商的男人一般精子质量更高。这是英国精神病学研究所的一个研究小组在对美国越战老兵的数据进行分析后得出的结论。

那些在智力测验中表现更好的人的精子常常更加活跃。最新研究显然支持此前的一种理论,即决定智力的基因还具有其他方面的生物功能影响。因此,任何损害智力的微小变化,都会对基因其他方面的特征构成危害,如精子质量。

也就是说,具有健康基因的人更可能具备生物学所说的"健康因素",这种因素使他们更健康、更聪明。科学家以前常常认为,生活方式方面的因素更有可能体现智力和健康之间的关系。例如,智商高的人吸烟的可能性更低,而可能更喜欢锻炼。

最新研究通过测试两个看似毫不相干的特征——智力和精子质量,对这项基因理论进行验证。研究人员发现,在不考虑年龄和生活方式的情况下,智商更高的男人在决定精子质量的三个方面——精液量、精液浓度和精子活动能力表现更好。

第二篇 关爱男性

精子形态影响生育力

有研究报告建议，医学界应修改男性不育症的检查标准，提出要以精子的形态来反映男性的生育能力。报告指出，世界卫生组织在半个世纪前所定的标准对男性生育能力作了一刀切的规定，即精子数量≥2000万/毫升，射精后60分钟内精子活动数≥50%就是生育能力正常，低于这个数值就是不育。

但许多医生在实践中发现，有些属于"不育"的男性能生儿育女，而部分属于"正常"的男性却总是当不上父亲。可见男性生育能力存在一个灰色地带，把处于灰色地带的男性当作不育症患者来治疗实在是浪费时间和金钱。

英国研究人员联合对765名不育男性的精子和656对已婚有子女的夫妇研究后制定的新标准是：精子数≥4800万/毫升，活动数≥63%，12%以上的精子形态正常，则被认为是有正常生育能力；精子数≤1350万/毫升，活动数≤32%，正常精子≤9%，就是没有生育能力。如果精液检查结果在这两者之间，则处于灰色地带，这样的男性可能有生育能力，也可能没有。

该研究强调精子的形态学检查最能所映男性的生育能力，正常的精子应该含有一个椭圆形的头端和鞭子一样的尾部，头端呈圆形或者过大，尾部蜷缩的精子则是异常的。

精子过多也会不育

性发育成熟的健康男子，一次可以射出2~6毫升精液，含精子2亿~6亿个。一般认为每毫升精液中精子超过2亿个就属多精症。一次射出的精子数超过6亿，则属于绝对性多精子症。

1. 精子太多，首先是不利于运动。大量精子挤在一起，无法自由游动，就像在拥挤的公共汽车里，人头攒动，脚碰脚，身贴身，根本动不起来。

2．精子进入女性阴道后，主要靠尾部摆动向前运动到达女性输卵管，与卵子相遇结合。精子过多，僧多粥少，能量供给不足，精子也就难以维持活力，无法到达输卵管与卵子"鹊桥相会"。

3．由于精子数量过多，导致质量不佳，就像果树结的果子太多导致营养不足，果子就不够大不够圆一样。

对多精子症引起的不育可采取适当措施减低精子密度，优选质量好的精子，进行人工授精。

肥胖男性精子质量差

肥胖的害处又多了一宗：肥胖男人的精子质量比体重正常男人差。近日召开的"欧洲人类生殖与胚胎学协会"年会上，英国科学家发布了研究成果。5000多名苏格兰男子的精子样本，结果发现体重正常的男子精子正常率比肥胖男子更高。肥胖男子出现精液量过低的危险比体重正常男子高60%，精子异常概率比正常体重男子高40%。

研究人员表示，肥胖男人精子差是因为脂肪影响性激素代谢，从而破坏精子的正常发育。另外，肥胖男人体内脂肪较多，体温相对较高不利精子生长。

射精过频会伤身体吗

精子产生于男性的睾丸，精浆由精囊、前列腺、尿道腺等附属性腺所分泌的液体混合而成。精液所含的成分中90%以上是水分，另外含有少量的蛋白质、脂类、糖、酶类、无机盐和锌等微量元素。生精和造血分属人体两个不同系统。

男性从十四五岁起,睾丸就开始制造精子,然后储存于"储精仓库"——附睾里。男性每次过性生活时,射精排出的精液量一般为2～6毫升。对一个健康男性来说,精子、精液是不断生成的,精满则溢。如果男性错误地把精液当成"至宝",惜精如命,从而在潜意识中抑制射精,或在行房时忍精未射,久而久之会造成逆行射精,不射精等性功能障碍,甚至导致男性不育。

不能射精是怎么回事

一般来讲,身体和心理因素都可能影响到正常射精。缺乏性知识,性交方式不当也会导致不能射精。此外,一些疾病,如脊髓受损、交感神经节损伤、糖尿病、慢性酒精中毒等器质性因素,也可能造成无法正常射精。建议你多与爱人沟通,相互信任,不要紧张。这可以消除导致不能射精的精神因素。若是由器质性因素引起的问题,则要寻找具体的发病原因,并进行针对性治疗。如果只是偶尔不能射精,应该没什么问题,可能是由性交过频引起的,适当禁欲,调理身体,就能恢复。如果是长时间不能射精,就应多加注意,及时到医院就诊。

不射精的原因有哪些

不射精的问题并不常见,其情况也很多样化。不少男性可能都有过这样的梦——像性超人般,阳具能够持续勃起,无论抽送了5分钟、10分钟,甚至半小时也不会射精。但对一个患上射精不畅快的男人,不射精可不是一件愉快的事。不停地抽送20分钟,相信不少人也感到很累,根本不想继续下去,另一方面,他也担心这可能会令妻子难堪:自己不射精会不会令她觉得自己不再有吸引力?

因此,不射精的原因分为两类:一类为身体的毛病所致。如前列腺、输精管、精囊腺等部位出现问题，令精液无法射出。有的人是精液在高潮时倒流到膀胱去，如出现这问题，性爱后的小便可能会呈现奶白色的。另一类为心理因素造成的，即是在做爱时不能射精，但在自慰时有射精，也会有梦遗的情况。也有人是因为缺乏性常识而引起，因为性教育不普及，有些人婚后也不懂如何做爱，他们可能只会将阳具插入阴道内静候射精。此外，对性爱有偏见，如视性爱为不道德或淫秽，或害怕怀孕、工作过分疲劳、精神紧张及以往的心理创伤等因素也可导致不能射精。有研究显示，过分沉醉于自慰、对伴侣有"敌意"或过分爱护也是不射精的成因。

当然药物的影响也不容忽视，如某些治疗高血压的药物、抗抑郁药物、类固醇及镇静剂都可以引起不射或射精迟滞的。不过，只需将药物的剂量改变或改用另类药物，情况便可立即得到改善。

怎样进行不射精症的治疗

对症治疗，对付不同原因引起的射精迟滞，就要用不同的方法。如果是由神经系统或泌尿系统毛病引起的迟滞射精，便可能需要神经科或泌尿科的治疗了。若是心理因素带来的迟滞射精，精神治疗会带来很不错的成效。治疗最基本的原则是找出致病的原因，如果是因为欠缺性常识，简单的性教育便可将情况彻底改善，若对伴侣怀有敌意，首要的是要鼓励他或她将心中的不满表达出来，令其与伴侣的关系得到改善，敌意消除，射精也就不会有迟滞。以往的不愉性经验，则可能需要较长时间的心理治疗才可解决。

对于那些只有梦遗而清醒时不能射精的患者，可以透过加强其性幻想，以自慰的方法令他有射精的感觉。如果他只可在自慰时射精，做爱时却不能射精，处理方法很简单，就是待伴侣满足后，自己或性伴侣替其手淫至射精，这方法也可循序渐进。第一次只是手淫至射精，第二步是手淫至快要射精然后在阴户附近作体外射精，再下一次要做的，是手淫至快要射精时，然后尽快插于阴道射精，使他重新掌握在阴道内射精的感觉。当然在练习时，他应专心于阳具的感觉和反应。很多患者做到这一步时都出现困难——阳具插入阴道后便失去射精的感觉或立即软下来，这时便应从第一步开始重新练习。

不射精症在家治

不射精症是指男性在性生活过程中不能达到高潮而不能将精液排出体外。其形成原因：主要与中枢神经系统功能异常有关，由于大脑对射精中枢的抑制性增强，使得男性没有高潮和射精动作。其次，与智力异常和情感障碍有关，比如有些人对房事怀有某种"心结"，视性生活如洪水猛兽，或对配偶不满意，逐渐丧失了对性生活的兴趣。第三，腰骶神经和勃起中枢功能紊乱，或男性患有某些内分泌疾病。第四，性心理异常也会导致不射精，比如有些男性在自慰时被人发现，并受到责罚，造成精神创伤；或长期为了延长性爱时间，刻意养成延迟射精的习惯，最终导致不射精。

临床上，治疗不射精的办法都是围绕加强性刺激和增加男性生殖器官的直接性感受，有一部分内容可以在家中自己实施。具体包括以下几种：

让性爱场所充满诗情画意和温馨舒适的情调，让男性的心理状态达到完全放松的程度；将性爱时间安排在晨起或充分睡眠恢复体力之后，这样有助于让男性的精力和体力都达到最佳状态。一段时间内减少性爱次数，让射精中枢得到休整，精液储备也可相应增加。加强性爱动作强度和抽动频率，也是为射精所进行的最后冲刺。

射精无力怎么办

医学上把这种情况叫做射精无力。由于性生活过于频繁，导致射精量减少；或者因为前列腺增生、慢性前列腺炎以及与射精有关的肌肉力量减弱等，都可能导致精液不是喷射而出，而是无力地自尿道口流出，性快感也会稍有逊色。

如经常出现射精无力现象，可以从上述因素中寻找原因，如调整房事频率，注意休息。若是因为肌肉力量减弱，可以试用中断排尿法锻炼，即每当排尿到一半时，中断排尿，稍候片刻再继续排尿，反复锻炼。经过一段时间后，部分男性的射精力度可得到一定程度的改善和提高。

功能性血精不用怕

一般性生活后出现少量血精，多是"功能性血精"，不用过度紧张。造成功能性血精的原因有三：

第一、射精过程中，精囊的内压会剧烈变化，精囊液在短时间内快速排空，这又加剧了精囊内压的改变，因而容易引起精囊壁上毛细血管通透性的改变，导致出血。

第二、某些具有过敏体质的男性，尽管精囊没有任何疾病，但精液内一些特殊酶类物质的活性增加，容易损伤精囊壁上的毛细血管，并使渗出血液的凝固性降低，从而造成血精。

第三、长久没有性生活者，若和伴侣同房，也可能出现血精。有些男性连续 5～7 天出现血精，但身体没有其他异常情况，随后血精也自动消失，此时不用担心。

要避免上述情况，首先要保证让精囊等生殖器官养成有规律的排精习惯，性生活不要过频、过于粗暴；若已经有血精，则需要暂停性生活。还要定期进行体检，对自身健康有全面的了解，出现异常情况时才不会手忙脚乱。

"性致勃勃"之痛源自包皮系带

在性生活过程中因包皮系带张力过大导致撕裂或疼痛时，不仅会影响和冲淡性生活感受，而且还会限制勃起，使性生活无法完成。阴茎包皮系带过短虽然不多见，但它的存在往往造成男子勃起或性生活时的疼痛，有时还会造成包皮系带的反复撕裂出血。

对性生活疼痛的恐惧心理，必将降低性生活的质量，给患者带来沉重的心理负担，并严重影响夫妻关系。长此以往得不到纠正，将增强大脑皮质的抑制作用，最终造成性欲低下、勃起不坚，甚至阳痿。

包皮系带过短多发生于包皮过长的青壮年，将包皮上翻后，即可见到短缩的阴茎包皮系带。在确认包皮系带短后，应向患者讲解治疗方案，取得他们的积极配合，增强他们战胜疾病的信心。

也有些患有并不存在事实上的包皮系带过短，勃起也完全正常，但他们却总认为自己的包皮系带过短，并以此为借口回避性活动，这时就不是器质性因素在作怪，而是心理因素在起作用。需要通过详细询问病史了解患者的心理，并给予适当的心理治疗和行为治疗以缓解症状。

切包皮后自慰为何疼痛

包皮有保护龟头免受外伤、昆虫叮咬，使龟头保持光滑、娇嫩、敏感的功用。如果在阴茎勃起状态下，包皮仍遮盖尿道口，就需要做包皮切除手术了。

如今的包皮切除手术技术相当成熟，正规医院通常不会出现切除过多的情况。如果在包皮环切术后出现勃起后疼痛、阴茎下弯、性交疼痛等情况,甚至畏惧或逃避性生活,可能是由于包皮切除过多所致,应去整形美容外科做补救手术。

是否切除过多,还应该看勃起后包皮跟正常需要相差多少,单看该处皮肤颜色,是无法判断手术是否失败了的。男性阴茎外部皮肤稍黑,是黑色素沉着的缘故。包皮切除后,没有黑色素沉着的内部皮肤显露出来,就可能呈现粉红色。时间长了,这部分皮肤也会越变越黑,不必担心。

在自慰时感到火辣辣的,可能是包皮系带过紧造成的,与包皮没有关系,应减少自慰次数。如果实在难以克服这种感觉,可以到正规医院咨询医生。

包皮系带断裂静养可痊愈

阴茎下面正中有一条连接龟头与阴茎体的皮褶,叫包皮系带。包皮系带对男性有重要的作用,由于呈现躯体感觉和传入的阴部神经的最重要分支阴茎背神经分布到阴茎背面,主要是龟头皮肤,特别是其中的一个小分支专门分布到包皮系带上,所以包皮系带对外界刺激十分敏感。

由于各人阴茎发育情况不同,包皮系带的长短和紧张度也不同。如果它短而紧的话,龟头在勃起时偏向下方,并可能因为性交时用力过猛而扯裂,引起出血疼痛。系带断裂多为性交用力过大、用力不当造成,多发生于包皮过长的人。

包皮系带断裂后不必为恢复原状而缝合。一般只做简单压迫止血,最好再清洗一下,并清毒、包扎,以防感染。静养三四天就会痊愈。为了避免创口再裂,一周内禁止性交。如出血不止应去医院。如果因为愈合不佳而形成瘢痕或系带过短,可能造成阴茎勃起弯曲或疼痛,从而影响今后的性生活。

包皮系带过短"松解术"帮忙

包皮系带过短易引起反复的性交疼痛,造成很多性问题,有时会造成包皮系带的反复撕裂出血。如在性交过程中因系带张力过大导致撕裂或疼痛时,不仅影响和冲淡了对性乐趣的感受而且还将影响阴道内抽动的幅度、频率和力度。这时就难以激起射精中枢的兴奋,使射精不容易发生,疼痛还会限制勃起,使性交无法完成,对性交疼痛的恐惧心理必将降低性生活的质量,并影响夫妻间的感情,最终造成性欲低下、勃起不坚,甚至阳痿。

包皮系带过短多发生于包皮过长的青壮年,将包皮上翻后、即可见到短缩的阴茎包皮系带。在行包皮环节术时将短缩的阴茎系带横切至冠状沟,再纵行缝合,可使包皮系带松解延长。

男性不育中医论述有6因

中医古籍《辨证录》曾记载,凡男不能生育有六病:

◆ 一精寒　所谓精寒是指下焦虚寒,命门火衰,排出精液温度低,有的形容"冷如冰铁",难于使女方受孕。

◆ 二气衰　泛指脏腑机能不强,或指体内富有营养的精微物质不足,尤其是指肾气不足,肾气衰则肾精产生的内在动力不足,影响生育。

◆ 三痰多　因痰多与脾、肺有关。痰湿郁脾胃,必定导致真气不足,精气亏耗,同样影响生育。

◆ 四相火盛　指肾阴亏损,虚火亢盛,又称命门火旺。由于阴虚火旺,出现火迫精泄的病变。若肾水亏损,则肾火偏亢,出现性欲太过、遗精、早泄等影响男性生育。

◆ 五精稀少　在中国古代医籍《诸病源候论·虚劳病诸候》

中称为虚劳精少,指性交时泄精少,甚至只有一两滴,影响生育。由于先天不足,或房事不节,劳心过度,以致耗损精气。

◆ 六气郁　郁证之一,由于情志郁结,肝气不舒所致,气郁可导致血瘀,造成阳痿,不射精等症而致不育。

治疗六种不育可在中医辨证施治的基础上选用中成药。

IT 男士易患不育症

现在,从事 IT 行业的男性不育患者明显增多,尽管没有具体统计数据,但从平时的就诊情况可以得出初步结论。

孕育专家分析:从事 IT 行业的男性,大多数都有这样的"职业习惯"——早起上班,坐在电脑前工作 8～10 小时,回家后又坐在电脑或电视机前数小时;工作时顾不上喝水,顾不上去洗手间;常常熬夜。这种生活方式让男性常常处于久坐、憋尿、接触辐射等状态中,使男性易发生前列腺炎及睾丸生精障碍。

IT 业的男性久坐使前列腺受到压迫,前列腺液排泄不畅,形成淤积;憋尿让尿道压力增高,易使尿液反流入前列腺;饮水少会使尿液浓缩,储存尿液的时间增长,易出现感染,再加上长时间遭受电脑辐射,这些都是前列腺炎的诱发因素。

目前,虽然前列腺炎与生育的关系还没有完全阐明。但是,当发生前列腺炎时,可能出现前列腺分泌功能的改变,从而影响精液的数量及成分,干扰精子的生存和活动。而前列腺液中酶的活性下降,同样会使精液黏稠度增加,精液液化时间延长,炎症的存在也可使精液的 pH 降低,产生抗精子抗体,导致精子死亡,增加不育风险。

不良情绪可致男性不育

据专家介绍,情绪波动不仅对男性精子的生成、成熟和活动能力有影响，而且对精液中的分泌液也有影响，极不利于精子存活，大大降低受孕成功概率。严重者因情绪可造成早泄、阳痿，甚至不射精。据统计，由于情绪引起的不育约占全部不育人数的5%，可见情绪的重要性。

此外，就精子的生理而言，睾丸的精原细胞发育成为精子需要74天，精子在附睾丸中成熟约需12～25天，所以治疗不育的效果要在治疗后3个月方能体现。如治疗3～6个月后精液质量仍未改善，可考虑治疗效果不佳而更换治疗方法。

肥胖影响男性生育力

美国研究称，肥胖会使男性的激素水平发生变化，导致生育能力下降。与较瘦的男性相比，肥胖男性血液中的雄激素水平较低，促黄体生成素和促卵泡生成素也比较低，后两种激素对于生育能力非常重要。研究解释说，过度肥胖也许促使雄激素转化成雌激素，激素的这种变化又会向大脑发出信号，抑制促黄体生成素和促卵泡生成素的生成。过去的研究表明，肥胖会导致性欲减退并增加发生勃起功能障碍的可能性。这些影响和新研究发现的激素变化会共同作用，削弱肥胖男性的生育能力。

泌尿系疾病可能致不育

男性泌尿系统疾病大多是由于外部细菌的入侵感染引起的，常引起睾丸炎、附睾炎、前列腺炎、精囊炎、尿道炎等。引起泌尿系统感染的病原体有淋病奈瑟菌、结核分枝杆菌、病毒、支原体、沙眼衣原体、滴虫及其他非特异性致病菌，其中以支原体和衣原体引起的生殖道感染最为常见。

泌尿系统感染除了带来尿频、尿急、尿痛等身体上的不适以外，还可能引发一系列的并发症。

首先，迁延日久的泌尿系统感染会导致慢性肾衰竭。其次，泌尿系统感染会造成男性不育。最后，泌尿系统感染还会引起肾乳头坏死、肾周围脓肿等并发症。同时由于隐伏于尿道内的细菌进入尿道隐窝、尿道旁腺、尿道球部、前列腺、精囊部、输精管、附睾及睾丸，引起尿道旁脓肿、尿道瘘等一系列并发症，这些对于男性生殖健康都有着非常大的损伤。

吸烟越久畸形精子越多

抽烟增加血管阻塞的概率，海绵体有许多微血管，血供不足将造成性功能变差，勃起和持久能力都受影响，早泄加重，甚至发生阳痿。另外，抽烟者的血管粥样硬化的概率也高。临床经验显示，抽烟者会抑制精子的产生与活动能力，受孕概率减低，对女性的影响更大。

资料显示，男性吸烟者其正常精子的数量约减少10%。烟瘾较重者，每天吸烟21～30支，其畸形精子发生率显著增高；吸30支烟以上者，畸形精子发生率更高。吸烟时间越长，畸形精子越多，而且随着正常精子数目的不断减少，精子活动力也会减弱。

有人对5000多名孕妇进行分析，发现其丈夫每天吸10根烟以上，胎儿的产前死亡率大大增加。吸烟越多，死亡率也越高。丈夫吸烟的妇女，生出缺陷儿的比例比丈夫不吸烟的要高2.5倍左右。

阳光提高男性生育力

一项新的研究表明，努力争取怀孕的夫妇应该将他们的活动中心从卧室里转移到海滩上。

缺乏维生素D可能是男性不育的主要原因。通过对前来就诊的 794 个男性进行血液检测，发现其中 1/3 以上的人缺乏维生素 D。

在不孕不育的夫妇中，男性由于缺乏维生素 D 而接受全部疗程的，日后自然怀孕或实施最小限度的处理后而怀孕的夫妇超过半数。

从未遗精能生育吗

遗精是一种正常的生理现象。一般来讲，进入青春期后的男子每月遗精次数可为 0～4 次。遗精并非有规律地发生，同一个人、不同时期的遗精次数不等，有时可连续几天都有遗精，有时可能很长一段时间都不遗精。但只要每月遗精次数在一定范围内，都算是正常的，因为遗精的发生与一个人的发育状态、健康水平、营养状态、周围环境和性欲要求等因素有关，是因人而异的。

人群中，确有少数青年多年来从未发生过遗精，甚至到结婚年龄时也未遗过精，但这种人，只要身体健康，性器官及第二性征正常，其生育能力也应正常，不必担心。如果上述器官有什么异常，应及时到医院做泌尿外科或内分泌科检查。

为什么白天也遗精

有些男青年在大白天莫名其妙也"遗精"，其实准确地讲叫"滑精"，它发生在清醒时。在睡眠时做梦中发生的遗精，则称做梦遗，传统医学称为精关不固。经常滑精对身体有害，可导致头晕脑胀、腰酸腿软、心慌气短、精神委靡、体倦乏力等症状。虽然遗精也有精子溢出，但只要次数在正常范围以内（平均每月2～3次）就不算病；滑精则不然，不论次数多少都应视为异常。体质虚弱，长期患有慢性病或严重的神经衰弱、过度疲劳或精神紧张、精阜发炎等，都可能引起滑精。

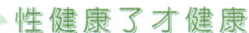

为何运动后遗精

不用担心,剧烈运动后遗精是正常的生理现象。当人在经过大运动量的运动,身体过度疲劳后进入睡眠时,大脑皮层的抑制作用会增强,同时失去对低级中枢的控制,而此时勃起中枢和射精中枢的兴奋性增强,遗精现象就会发生。

此外,运动可使血液循环加快,机体各器官的功能亦随之增强,生殖器官当然也不例外,身体经过运动后,流经睾丸、前列腺、精囊等处的血液增加,致使睾丸产生的精子增多,导致遗精。还有一种情况,就是运动时穿了紧身运动裤,也会导致遗精。

运动后遗精3原因

◆ 运动使血液循环加快,各器官系统的功能亦随之增强,生殖器官也不例外。运动后,流经睾丸、前列腺、精囊的血液增多,精液增多,遗精次数也会随之增加。

◆ 体育运动之后,中枢神经系统的反射活动和植物神经的功能也会增强,勃起中枢的兴奋性增高,容易引起性的神经反射,导致性器官充血,产生性冲动,于是便出现遗精。

◆ 有的男性由于穿紧身的运动内裤,或因某些运动器械较长时间的刺激、摩擦,运动后过度疲劳、被子盖得太暖等,也会诱发性冲动,造成遗精。

总之,运动后遗精次数稍有增加属正常现象,不必担忧。适当调整运动量,避免过度疲劳,避免穿紧身内裤,可减少遗精。

造成遗精的因素有哪些

遗精是指在无性交情况下发生射精现象。据统计，80%的男性有遗精现象，大部分发生在夜间睡眠中。一般遗精的频度在1～5周一次属于正常，若一周内有几次或一夜几次遗精，就属于病理现象。引起遗精的主要因素有：大脑皮层中枢、脊髓中枢功能紊乱，生殖系统的某些疾病。

◆ 精神因素　由于性的要求过分强烈，不能克制，特别是在睡眠前思淫，或经常读淫书，看淫画，长时间使性活动中枢神经受到刺激而造成遗精。

◆ 局部病变　性器官或泌尿系统的局部病变，如包茎、包皮过长、尿道炎、前列腺炎等，这些病变可以刺激性器官而发生遗精。

倘若遗精属病态，应去医院查找原因。如果查出患有前列腺炎、精囊炎、包茎、包皮过长、龟头等生殖系统疾病，一定要及时治疗。

人的心理和精神状态也与遗精有很大的关系，所以在治疗遗精的过种中，心理的调适非常重要。

原发性早泄与基因有关

荷兰研究人员最近发现，早泄与某种基因有关。

研究人员通过对近200名荷兰男性的研究发现，性生活中高潮来得太快，是由于一种能控制神经传导的物质——5-羟色胺的基因在作怪。5-羟色胺水平决定高潮来临的快慢，体内含有这种基因的男性要比常人早一倍时间射精。

参与研究的89位志愿者都患有原发性早泄，他们从第一次性接触开始就受此困扰。

在一个月的实验过程中，志愿者每次性生活时都用秒表掐算射精开始的时间。通过和另外 92 名没有此类疾病的男性对比，发现在早泄男性大脑中控制射精能力区域的神经当中，5- 羟色胺不太活跃。这意味着这些男性的神经传导功能不太正常。

他们的发现驳斥了人们长期以来认为早泄属于心理问题的说法，同时还意味着可以通过基因疗法治疗早泄。

有性心理学者还认为，早泄男性有较快的反应能力，也许擅长网球或电脑游戏等活动。发现早泄与 5- 羟色胺之间的关联，有助于研究人员早日研制延长 5- 羟色胺活跃水平的药物。目前早泄治疗仅限于心理咨询和利用抗抑郁药物的副作用来延缓射精。

一周遗精超过 3 次要治疗

青春期的男孩，身体内外都会发生许多明显而奇妙的变化。比女孩月经初潮晚一两年，男孩也迎来他们的小秘密——遗精，这标志着他们生理发育已经成熟。

"遗精是正常现象，家长可以提前向孩子交代，避免他们思想上恐慌。受青春期性冲动，男孩手淫很正常，不必为此背包袱。"不过，如果一周遗精超过 3 次，孩子还伴有头晕、乏力、记忆力下降等不适，就可能是病态了，必须到医院检查，以免遗精过频，消耗大量精力，影响孩子学习及心理健康。

对于这类孩子，除了用药物调理外，自我调整也很重要。家长可以让孩子宽衣睡觉，不给他们盖过厚的被子，更重要的是，不要让他们接触黄色淫秽书画或音像制品等。

除此以外，还要让孩子做好个人卫生。包皮内很容易积存包皮垢，尤其是青春发育期，让孩子经常翻过包皮洗一洗，以免引起龟头和包皮发炎。

第二篇 关爱男性

早泄的心理防治

一般来说，偶尔的早泄不属病态。只有经常发生的早泄才是病态。早泄的心理防治可以从以下几点入手。

◆ 冷却性动机　男性性动机太强、期望太高则容易早泄，因此，早泄患者应将自己的行为加以冷处理，以平常心来对待性生活，降低刺激强度，延长高潮时间即可防止早泄。可采用双层避孕套以降低阴茎头的刺激强度。

◆ 增强意念控制　早泄患者的心理缺陷就是意念控制能力的减弱，为防治早泄，患者可尝试用信念控制射精。即在想射精时才进行射精，经过训练是可以逐步做到的。

◆ 间歇刺激　又称停止刺激法。刺激阴茎至快要射精的程度后停止刺激，直至兴奋高潮减退再刺激阴茎，如此反复进行，直到男方能耐受大量刺激也不射精。在此基础上，再辅以放松训练减少焦虑等不良情绪，对克服早泄也有帮助。整个治疗过程中，女方应给予必要的配合，关键是理解、关心、体贴和鼓励男方。

有些早泄是假象

尽管流行病学研究表明，早泄患病率在30%左右，但其实感到射精控制能力差的男性约有75%。当然，这其中很大一部分就是"假性早泄"。

一般来说，新婚、分居一段时间、工作压力大或身体疲劳时，发生的早泄多是假象，是一过性的。因为新婚男性多半没什么性经验，性生活的各个环节也没有达到充分的协调，熟练程度也较低。但洞房之夜，偏偏精神又处于高度兴奋状态，性器官内也聚积相当数量的精液，遇到强烈性刺激，自然会迫不及待地射精。同样道理，夫妻长期两地分居，性生活不规律，久别重逢后也会产生类似新婚的效应而出现假性早泄。

除了生理原因外，导致假性早泄的心理原因还有很多，比如婚前同居、居住私密条件差、担心怀孕、心情紧张、唯恐失败、身体疲劳、女方过于强势、追求女方时间过长等。

其实，性生活时，正常男性偶尔出现射精快的现象，不足为怪，并不能因此而武断地认为是早泄。如果自己总是往坏处想，担心下次还会发生这样的情况，或者是妻子过于抱怨或责备，哪怕是冷言冷语，都可能导致男子精神压力加重，造成心理学上的恶性循环，以至于问题反复出现，最后可能变成了真正的早泄患者。

手术治早泄有新进展

在北京举行的第三届中国男科论坛上，哈尔滨医科大学第二附属医院泌尿外科介绍了在手术治疗早泄方面取得的新进展，引起了国内同行的关注。

近年来，他们自己开创的阴茎背神经远端选择性切除术，认为手术适应的人群应该为年龄小于 45 岁，性生活时阴茎勃起角度持续大于 90°，阴茎头敏感性高，心理素质不佳，自愿放弃药物治疗者。同时，引入了生物震感阈值测量仪，用于精确测定患者阴茎头部位的敏感度，为确定手术适用患者和检验手术效果提供了客观、可量化的依据。接受该手术的患者夫妻双方对性生活的满意率均达到 95% 以上。

遗精怎样注意卫生

从生理角度上看，男子外生殖器的阴茎、阴囊皮肤皱褶多，阴毛密集，汗腺分泌旺盛，大小便时又与沾染许多病毒、细菌的手接触，肛门皮下的括约肌经常处于收缩状态，排便后留在这些皱褶上的粪便较难用卫生纸完全揩干净，而每克粪便中含有100万至4亿个细菌。

另外，精液中的少量蛋白质、糖等是细菌的良好培养基。种种这些因素使会阴成为男子的一个"病菌窝"。

你可在床边放些卫生纸，一旦发生遗精，及时擦拭。另外，及时更换、清洗内裤，并放在阳光下暴晒杀菌。遗精后必定会有少量的精液残留在尿道内，最好去厕所小便，及时排出，有条件者可用温开水清洗会阴。

早泄可防可治

保持良好的性功能状态、预防早泄的发生是男人的头等大事。

早泄的产生往往是由精神心理因素造成的，而心病还需心药医。根据早泄产生的众多心理因素采取相应的措施，例如正确看待性生活，处理好自己与性伙伴的关系等，可以让男人更有"耐力"，性生活更加和谐美满。

对于某些可能诱发早泄的疾病或药物，应该针对原发性疾病进行治疗，或尽可能回避或减少这类药物的摄入，是预防早泄的根本手段。

此外，日常生活中减少早泄可能发生的因素，也能起到一定的作用。这些措施主要包括：①尽量避免沉湎于声色之中，减少不良手淫等性刺激，养成良好的饮食起居习惯，性生活要有规律。②调整紧张焦虑的情绪，平时注意培养舒畅的情绪，注意劳逸结合，积极参加体育锻炼。③偶尔出现早泄，无须大惊小怪。任何具有强健性能力的男人都可能偶尔遭遇性的挫折，夫妻双方应该坦然面对，相互理解，并积极地进行调整。④了解有关的性常识和男女之间的性生理差异，增进彼此间的理解并消除误会。

抗抑郁药能治早泄

一项调查结果显示,27% ~ 34% 的男性会发生早泄,这甚至比勃起功能障碍影响还大。从20世纪90年代开始,国外开始以抗抑郁药治疗早泄,不过绝大多数副作用较大。

美国研究人员在对2600名早泄患者进行了两次测量后发现,连续服用抗抑郁药帕罗西汀12周后,原本不到一分钟就会射精的男性,每次服药30毫克后射精时间延长到了2.78分钟;每次服药60毫克后的射精时间延长到了3.32分钟。

雄激素不是"性燃料"

有些性功能较差的男士,常常把提高性欲的希望寄托在雄激素上,他们把雄激素视为"性燃料"。

其实雄激素并不能唤起更大的性激情,使用这类药物后,还会适得其反。原来,一个人的正常性发育、性功能和全部生殖活动,需要一定的性激素深度,这个深度是由体内下丘脑—垂体—睾丸轴自动控制的。下丘脑分泌的"促性腺素释放激素",能促使垂体分泌促性腺激素可以促使睾丸间质细胞分泌雄激素,释放入血液,随血液达到相应的靶器官,使男子青春发育、毛发生长,并打通主管性行为的神经通路,唤起性欲。下丘脑、垂体、睾丸及靶器官是一个相互影响的控制系统。自下丘脑经过垂体到睾丸,上一个部位作用增大,就会促使下一个部位作用增强,这一现象称为"正反馈"。下一个部位作用增强,反过来使上一个部位作用减弱,这一现象称为"负反馈"。当人大剂量用雄激素后,血液中睾丸酮浓度增高产生"负反馈"作用,从而抑制了下丘脑功能。这样,性能力不仅得不到增强,反而会更加一蹶不振。

所以有原发性雄激素缺乏者绝不能以增加雄激素来提高性

欲。一般非疾病引起的性功能减退者可食用一些有提高性功能作用的食物，并应积极参加体育活动。

学看精液化验单

正常值

量：2.5～5毫升/次；
色：灰白色，久未排精者呈淡黄色；
酸碱度（pH）：7.2～7.8；
黏稠度：稠，离体30分钟内液化；
精子数：$>20\times10^9$/升；
精子形态：形态异常者＜30%；
果糖：850～5730毫克/升；
白细胞：＜5个/HP；
红细胞：无或偶见；

临床意义

量：减少见于睾丸功能不全、睾丸炎、精囊炎、前列腺切除术后、老年人、性生活过频等。

色：棕红色因精液中含有多量红细胞。见于精囊炎、生殖道炎症、肿瘤及其他原因所致出血。

酸碱度（pH）：精液pH<7或>9时，精子活力明显下降。pH下降见于前列腺液分泌过多或精囊液分泌减少等。

粘稠度：液化障碍见于前列腺分泌的蛋白酶分解精液异常，如前列腺切除术后，蛋白酶缺乏等。

果糖：主要由精囊产生，是精子能量代谢的主要来源，与精子运动有关。精囊炎、雄激素不足及老年人精液果糖含量下降。

白细胞：增多见于生殖道炎症、结核、结石或恶性肿瘤合并感染。

红细胞：增多见于精囊炎、生殖道结核、前列腺癌等。

精液为何不液化

精液液化异常是指在射精后至少半小时内,精液不能完全液化,或超过1小时才开始液化。

精液不液化可能涉及多器官、多系统的异常或功能障碍:泌尿生殖系感染性疾病前几天、生殖器官发育异常、激素水平异常。

治疗方法:雄激素缺乏或低下的患者,口服睾酮制剂或注射促性腺激素;前列腺炎、精囊炎的患者,可用抗生素,还可用理疗和前列腺按摩等辅助治疗;局部运用酶类制剂;采用降低精液黏稠度的物理疗法;采用中药及中西医结合等方法。大多数患者在前列腺和精囊疾病治愈后,精液不液化的问题也会好转。

精液发红可能有炎症

这种情况很可能是血精,血精是指精液中有血,通常由精囊或前列腺的非特异性炎症引起。精囊位于前列腺上面,在膀胱与直肠之间。精囊的末端与输精管末端合并,形成射精管,通向尿道。精囊周围的器官有前列腺、尿道、直肠等。当周围器官发生炎症时,可能会影响精囊,引起精囊炎,排精时就可能出现血精。

血精看起来十分恐怖,但不是大问题。通常,症状会在数周内自行缓解,无需治疗。一部分血精与禁欲有关,规律性生活可能有助于恢复。少数情况下,前列腺结核及前列腺癌等疾病也可能出现血精。如果症状持续数周以上,尤其是患者年龄较大时,建议去医院就诊,进行精液分析及其他相关检查,等确定了病因再进行相应治疗。

血精大多是炎症

精液颜色不正常,你关注过吗?若精液由正常的灰白色或乳白色变为血红色或红褐色,并排除了女方妇科疾病引起的出血就可以诊断为血精症。

发生血精的原因有很多,最常见的就是生殖系统感染,比如前列腺炎、精囊炎等。因为炎症可以导致精囊壁血管破裂,最终导致血精。

对于炎症引起的血精,除了进行抗生素对症治疗外,要特别注意补充富含有铁的食物,比如说菠菜、豆制品、鱼虾等,还可多吃苹果、香蕉等。一定要禁忌烟酒和辛辣刺激性食物,如辣椒、大蒜、大葱等。此外,要注意暂停性交,注意休息。

精液会枯竭吗

临床上有这样困惑的人不在少数。人们受传统观念影响,信奉"一滴精十滴血"的说法,认为精液是男性的至宝,不能随意流失,否则会造成精液枯竭而死。其实,现代医学研究证实,这样的说法是不科学的。精液中的精浆成分主要是蛋白质和各种酶以及多种化学元素的无机盐和有机盐,这些物质可从每日摄取的食物中不断得到补充,只要营养均衡,且机体器官功能正常,就不会缺乏。一个正常男子每次排出的精液只有3~5毫升,其中精浆占90%以上。精浆的分泌和补充是很迅速的。唯精子的产生过程需要较长时间(周期为74天左右)。如果性生活的频率较高,尽管仍有性高潮,但往往是射精管的收缩所产生的快感,而无精液的排出。这是人体一种自我调控功能,也是一种自我保护作用,并不是所谓的精液枯竭。

精液抗菌又防癌

医学家发现男性的精液里含有一种重要的抗菌物质——精液胞浆素。它能像青霉素、链霉素和四环素那样杀灭葡萄球菌、链球菌及其他致病菌。

有人对100位结婚30年以上、每周有1～2次和谐性生活的妇女做妇科检查，结果发现，其中患阴道炎、子宫内膜炎等妇科病者仅占10%，发病率大大低于较少有正常性生活的妇女。

韩国科学家则研究发现，精液可抗击女性卵巢癌。他们将精液中提取的有效成分，分别注入到含有上皮卵巢癌细胞以及普通卵巢上皮细胞的培养液中。48小时后，他们发现，卵巢癌细胞死亡率达81%，而正常细胞仅有37%死亡。

年龄增长精子突变率增高

美国新的研究发现，随着年龄的增长，男人精子内部的遗传突变更容易引起下一代人患侏儒症。

研究人员收集了97名年龄在22～80岁的健康男人的精子作为样本进行分析，研究基因突变和其他类型的DNA遭破坏问题。结果发现，一种可导致软骨发育不全的遗传疾病（一种典型的侏儒症）的患病概率会以每增加一岁升高2%的比例上升。随着男人年龄的增加，他们精子里的DNA之间的连线更脆，更容易断裂。尽管遗传性能遭到破坏，这些遭到破坏的精子仍然像健康精子一样活跃，移动速度也和正常精子一样快，因此也可以使女性受孕，但下代就容易患侏儒症。

抽烟酗酒危害四代子孙

英国媒体披露最新医学研究成果说，男子在妻子准备怀孕期间抽烟或过度饮酒，不仅会对未来孩子的健康造成不良影响，而且这种影响甚至可能延续到四代之后。

英国爱荷华大学科学家用老鼠进行的实验表明，有毒化学物质毁坏精子，而这些受损精子造成的基因变异会在几代之后的老鼠身上显现出来；有毒化学物质有可能改变了子孙的基因，导致儿子和孙子前列腺、肾和精子出现问题。

研究人员说："男性体内的有毒物质会增加不孕、流产和死产的概率，并导致儿童健康问题。"

性爱时力不从心怎么办

男人在进行性行为时，腰、背、肩及手臂扮演非常重要的角色，因为在男女交合动作中，这些肢体部位是主要力点。因此，男人想在性行为的过程中得到畅顺及得心应手的"发挥"，平日要注意上述身体部位的保健和运动功能。想保持这些部位的保健和运动功能。想保持这些部位的运动功能顺畅，平时最好多做有助这些部位的针对性运动，为此特介绍三种简单的柔软运动，多做有助增进手臂及腰背支撑力，平日在床上或地上便可进行，男人想保持"实力"，最好每晚抽点时间做若干次（次数多少取决于各人不同的体质），以后进行"床上活动"时便不会力不从心。

俯卧舒展

面部向地面并将身体尽量伸直躺下，双臂向前伸直，头部轻微抬起,双臂尽量向前伸展及双脚尽量向后伸展,每次伸展动作维持 10 ~ 15 秒,然后慢慢放松。

猫姿伸展

顾名思义这套动作形如猫儿伸展般。首先,双臂向前伸展,手掌触地,然后将膝盖以上身体向后拉坐至臀部接触脚,双脚作跪状,双膝贴地,臀部贴脚,尽量舒展手臂、肩部和背部,舒展动作维持 10 ~ 15 秒,然后慢慢放松,再重复整个动作。

背部掌上压

姿势近似普通掌上压,不同的是膝盖贴地。双臂稍向头以外支撑地面,然后双臂做弯曲伸直的掌上压动作。注意维持腰部成微弯,每次动作维持 10 秒,然后重新再做一次,但切记要按自己能力而为。

阴茎也会衰老

年纪大了,人的诸多方面都在发生变化,皱纹多了,身形佝偻了,连阴茎也在"衰老"。阴茎衰老主要体现在以下四方面:

尺寸"缩水" 导致阴茎缩小的原因有很多,比如阴茎小动脉内缓慢沉积的脂肪物质,会妨碍血液流向组织器官,这与大家知道的堵塞在冠状动脉内会导致心脏病发作的动脉粥样硬化是相同的过程。同时,无弹性蛋白在弱性纤维鞘内不断沉积,也会使勃起时血液灌注的空间相对缩小。

阴茎外表变了 男性到了 40 多岁时,龟头会逐渐失去紫红的颜色,这主要是因为血液运行的减少。由于雄激素水平下降,阴茎的阴毛也会越来越稀,逐渐恢复到青春期前无毛的状态。

阴茎更弯了 如果瘢痕积累不均匀，阴茎可能越变越弯，这被称为阴茎硬结症，最多见于中年人。它可以引起勃起时疼痛、性交困难，因此患者应该积极就医。

阴茎不敏感 许多研究表明，随着时间推移，阴茎的敏感性会降低，这可能影响勃起，延缓高潮。

虽然这些变化难以避免，但它们并不会严重影响性爱。因为，美满性生活的重要组成部分，是一个能满足你的性伙伴，而不是某个器官。

带着病历看ED

看男科，尤其是看ED（勃起功能障碍）患者，要把所有看似"无关"的病历都带上，甚至包括近期的用药记录。

ED往往是综合性因素导致的。几乎所有全身性疾病、慢性疾病、过度疲劳，都可以降低男人的性兴奋，导致性欲低下，如糖尿病、高血压、前列腺炎等。而且ED在很多时候还是其他疾病的早期表现症状或预警信号，某些药物的不良反应也可以导致ED。

以往认为，ED 90%是心理障碍所致，近年来发现，器质性ED并不少见。随着高血压、糖尿病等疾病的年轻化趋势越来越明显，很多男性患者到医院来查ED，才发现自己血糖或血压已经很高了，慢性的高血糖和高血压往往形成动脉粥样硬化，引起生殖器官血管功能的降低。

另外，甲状腺或脑垂体方面的病变以及睾丸发育不全，均可导致睾酮水平下降。睾酮是男性重要的雄性激素，如果睾酮水平低，则性兴奋启动慢。

治疗ED最重要的是找出原因。因此，就诊时带上以往的病历本，让医生了解既往病史和用药十分必要。

性健康了才健康

ED首诊效果影响"性自信"

ED（勃起功能障碍）已经成为危害中老年男性健康的常见疾病。ED既是身心健康的晴雨表。又是各种心理和器质性疾病的直接或间接结果。

大部分的ED患者刚开始时往往不好意思去正规的医院进行治疗，总以为自己调整、休息，或是到药店购买"壮阳、补肾"的保健品或从非专业途径弄来一些"神秘药物"，就能解决问题。结果，病情不仅未得到改善，反而会因病情不断反复而使自信更加受挫。

所以，男性一旦遇到这方面的困扰，应及时去正规医院就诊，因为提高首诊成功率是ED诊疗的关键。

如果第一阶段的治疗能获得积极效果，患者战胜疾病的信心将大增。相反，如果首诊效果不理想，后果可能会很严重：患者"性自信"受到打击，可能不再相信药物，甚至不相信医生，会沮丧地认为"自己的性生活已经完结"。

要提高ED首诊的成功率，病人和医师需互相信任并充分合作，以准确地辨别病因。首诊时，病人和医生需要探讨是否有自发勃起、既往的疾病，分析检测血糖、血脂、不良生活方式或心理创伤史等。只有分析出ED的病因，才能制订有针对性的诊疗措施，提高首诊的成功率，进而让患者对战胜疾病和恢复性生活重拾信心。

性功能减退原因多

中年男性承担着更多的家庭和社会责任，但唯独没有承担起自己的健康重责。45岁时，男性开始出现前列腺增生，表现为尿频、尿急，晚上频繁起夜，小便等待时间增加。多数男性的性欲低下也始于这个阶段。这一年龄段的男性还极易出现激素部分缺乏，很多男性体内的激素水平就像女性更年期那样，不再正常、规律、稳定，而是慢慢走低。性激素缺乏还与糖尿病、认知功能障碍、性功能减退等密不可分。在骨质疏松引起骨折的男性患者中，7%～30%存在性激素缺乏；男性血清性激素水平下降，还可能导致冠状动脉疾病。

呼吁男性定期体检，首先是前列腺，包括检查前列腺体积。50岁后，还将PSA作为常规检查项目。此外，是否要定期检查性激素水平，目前还没有定论。但如果身体没有其他方面的变化，出现了性功能减退、精神衰退、体能明显下降、血管扩张后出现潮热、出汗等方面问题，就要引起注意了，这可能预示着性激素水平在走低。

龟头敏感性降低是ED吗

包皮环切术后出现龟头敏感性降低，不是医学上所说的ED（勃起功能障碍）。

ED是指阴茎不能达到或维持足够的勃起，以完成满意的性生活，病程至少持续6个月以上。它通常可以分为三类：第一、心因性，即心理疾病造成的中枢性抑制。第二、器质性病变，即由血管、神经、内分泌因素或阴茎海绵体病变等引起的。第三、心理因素和器质性病变共同导致。

正常情况下，男性龟头和包皮的皮肤表面都存在着"性爱"感受器，但分布密度有所不同，龟头上的密度比包皮稍高，所以龟头对性刺激更敏感。包皮过长的患者，其龟头不能正常露在外面，因而受不到摩擦刺激。手术切除包皮后，龟头表面的细胞还没有角化，所以会格外敏感。一段时间后，由于龟头细胞与内裤的接触摩擦，会逐渐角化，过度敏感的情况会减少。引起龟头敏感性降低的原因还有很多,如随着年龄增长,睾丸功能减退,睾丸酮分泌量减少,性神经反射和敏感性减退;房事过频导致性神经敏感性降低;尿道炎、前列腺炎等,也会影响龟头敏感性。

需要提醒的是,男性出现这些情况后,应到专科医院检查,明确原因后采取有针对性的治疗措施,一定不要自己猜测,更不要尝试一些所谓的壮阳药。

ED竟是颈椎病作怪

两年前H先生开车不小心出了小车祸,当时由于系了安全带,人没有受到大的损伤,只感觉脖子酸痛,抬头有些困难,当时没有在意,以为挺一挺就过去了。谁知脖子痛一直没有好转,渐渐地性功能也出了问题,出现了阳痿,虽然看了多家医院,效果均不明显,导致原来的婚姻破裂。再婚后,他也显得信心不足。听说颈椎有问题也可导致男人性功能障碍(ED),H先生立刻来院就诊。

经检查发现,H先生的颈部活动受限,转头不灵便,上肢上举疼痛加重,颈5棘突左偏并有压痛。X线片检查发现:颈椎曲度变直,颈4~5颈曲中断,颈5椎体前移,颈5~6椎间隙变窄,颈4、5、6椎体后缘均有不同程度的骨质增生。根据他的病史、临床检查及X线片,他患的是典型的颈椎病。

根据他的颈椎病变情况,首先给予手法纠正,第一次治疗后疼痛明显减轻,同时医生还给他安排了一个疗程的颈椎牵引和其他物理治疗。

一个疗程后复查,H先生的脖子痛已基本消失,阳痿的情况也有明显的改善,他的ED问题确为颈椎的病变导致无疑,但他仍然百思不得其解为什么颈椎的问题会导致性功能障碍。

其实,颈椎病可以造成高级神经功能及神经中枢的功能失调，使内分泌功能紊乱，抑制垂体的促性腺激素的分泌，从而影响性功能。同时，颈椎病由于刺激和压迫交感神经及椎动脉，反射性地使大脑皮质中枢受抑制而影响阴茎的勃起功能。这种情况下，如果一味地健肾补肾，只能适得其反。

疲劳会让男性"不行"

所有男子一生中都有过因疲劳而致的一时性阴茎勃起不能或不坚的经历，这本不足为奇。然而，若疲劳得不到及时消除，就会产生一种近似病理性的损害，医学家提出警告：慢性疲劳可带来诸多的性功能障碍，是引起男子"不行"的原因之一。

肌肉过度疲劳，或因过度用脑、忧郁、不安、紧张等所致的心因性疲劳会干扰性欲的唤起，使大脑功能降低，皮质边缘系统情感中枢兴奋性降低，以及垂体的促性腺激素和睾丸的雄激素分泌减少而降低性兴奋。阴茎不举或举而不坚反过来又给当事人以强烈的心理印象。人们常常对性问题予以过度的关注，神经类型属忧郁型和神经质型的人尤甚。数次失败引起的窘迫和焦虑不断累积，会造成强烈心理障碍进而成为阳痿的诱发因素，如不及时纠正，将使阳痿的程度越来越重。

强光照射治疗性功能障碍

美国一项最新研究显示，光照疗法可以治疗男性性功能障碍。

意大利科学家挑选了一组有性功能障碍的男性，如缺乏性欲、勃起障碍及难以达到性高潮。试验对象被分成两组：一组接受高强度光照，强度被设定在 10^4 勒克斯；另一组则作为试验组，只接受100勒克斯光照度。在连续两周的试验中，这些男性每天起床后第一件事，就是接受30分钟的光照治疗，以提高性能力。

试验结束时，在强光组男性中，有 3/5 的人经医学检测，被证明已经摆脱了性功能障碍。而对照组的男性无一康复。研究人员认为，强光可以影响大脑中的海马区，"调整"生物钟，使多项生理功能发生变化，其中就包括了性功能。这一研究为治疗性功能障碍提供了新思路。对于早期性功能障碍患者来说，效果会更好。

我的妻子像木头咋办

"她不再爱我了，我很痛苦。结婚 5 年，跟她做爱，她完全没有反应，也没有把我紧抱，没有高潮，就像块木头。"一位 30 岁的装修工人向我诉说。

"你们有没有将彼此的感受和要求告诉对方呢？"我问。

"没有！难道这些事也要拿出来讨论吗？"他的眼神充满疑惑。

我告诉他，先沟通，后治疗。感情沟通十分重要。搞好两人的感情，改善两人的沟通，然后再处理两人的性问题。我要他们各自好好回想一下，找回他们蜜月时的感觉，也要他们做点简单的家庭作业——每人每天要去发掘对方的两条优点或自己欣赏之处，及每天花半小时聊天。经过数次面谈，他俩的感情改善了，争吵也少了。他们已经可以坦诚地分享彼此的感受。但男方主动提出做爱时，没有任何前戏，射精后就呼呼大睡，令妻子没有感受。

我对他俩进行性教育，建议他在插入之前，先来互相抚摸之类的前戏，也同时告诉对方，什么地方被抚摸时会感到愉快，待她阴道有足够分泌才可进入。他半信半疑，原来他真的不知道前戏的重要性。

自此，他学懂了各种前戏的玩意，她也不再是块木头。

第二篇 关爱男性

别靠性药来"壮性"

在男科门诊,由于对自己没有自信心而来寻求帮助的人很多。他们觉得现在的夫妻生活"没劲",不如"想当初"那样美好。这些人最终目的都是希望购买一些壮阳药物为性生活壮性,或为了摆脱性生活的"平淡"而增加刺激。但是经过仔细询问性生活情况和详细检查,却往往难以发现ED存在的任何客观证据。这类自认为不"性"的男人,往往十分迷信药物的神奇疗效,希望依靠药物可以根除性生活不和谐,却忽视了生活中与性密切相关的许多重要因素。他们往往在经过一段时间的壮阳药"调理"后,不仅难以获得期望强壮性能力的效果,反而会适得其反。

服药可以解决哪些问题

"助性"药物一般在一定的时间范围内被用来帮助那些心理性ED或轻中度的器质性ED患者,让他们能够顺利进行性生活,提高性生活质量。医生也主张ED患者尽早选择万艾可、艾力达、希爱力等5-磷酸二酯酶(PDE5)抑制剂治疗,以促进阴茎勃起。药物主要解决以下问题:①勃起困难而难以性交;②提高性生活质量和性感受;③增强男人的自信心;④改善女人对男人的认识和态度。但这些药有特定的适应证,应该在接受医生检查后决定是否服用。

服药不能解决哪些问题

实际上,药物不能解决的问题更多,主要包括:①工作压力导致的性问题;②不良饮食习惯导致的性问题;③不良情绪导致的性不和谐;④恶劣的夫妻感情引起的性不和谐。此外,那些心理健康、生理正常,只是为了纵情享受而盲目使用助性的激素类或壮阳药物者,不仅不会使性能力更强劲,对身体还可能有害。经常靠"助性"药物达到性满足,可能导致男性出现前列腺过度充血,女性则易见盆腔充血、下腹胀痛、白带增多等,甚至诱发生殖道感染。需要注意的是,长期使用助性的药物,容易产生药物的依赖感和对正常功能的伤害,如额外补充的雄激素可以抑制下丘脑、垂体和睾丸的正常功能,反倒影响性功能的正常发挥。

和谐的性生活不是通过服药就能营造出来的,夫妻感情、生活习惯等对此有着重要的影响。不要擅自买药服用,只有在医生检查后确认有必要的情况下,才需要服药治疗。要特别注意饮食生活习惯、夫妻感情等方面的因素。

性功能也会"用进废退"

目前多数学者认为健康的性生活应该是:从良好的信心、充分的前戏和亲热所引发的性冲动开始,坚硬持久的勃起是性行为的基本保证,在性生活中夫妻双方均达到高潮才能获得满意的性生活。这样才能保证夫妻双方对性的渴望,使夫妻生活进入一个良性的循环。

广义来说,男女之间相互爱慕、眉目传情、言语或书信交流就是性生活的开始,夫妻日常生活中的言语鼓励、互相关心、接吻、拥抱也是性生活的一部分。所谓"情人眼里出西施"也正是平素构建了良好的"性福"平台,夫妻间才更容易获得亲密性接触——性交带来的至高无上的愉悦,达到性生活的最高境界。而在现代生活中,我们许多夫妻正是失败在这一环节。谈恋爱和新婚期间,双方尽量将自己最美好的一面展现在对方面前。而在一段婚姻以后,男性不再关心、爱护、宽容,女性不再美丽、温柔、体贴。男人可以在外面慷慨大方,女人也可以在外面花枝招展,而对自己的爱人却不愿意再付出爱心、耐心,甚至有些会不加掩饰地将自己丑陋的一面全部展现在自己配偶的面前。夫妻长期面对不良刺激，感情会淡化，情趣也会消失。男人女人们有很多借口，男人工作忙，压力大，女人要照顾家庭和孩子，而最应该被关心爱护的爱人却遭到忽略。所以爱情的保鲜是非常不易的。

有许多男性认为只有阴茎勃起后够长够粗，才能提高性生活的质量。其实这是一个错误的观念。性生活的满意度与阴茎的长短、粗细和女性阴道的宽窄、深浅并无关联。坚硬、持久的勃起才是获得满意性生活的基本保证。

ED（勃起功能障碍）可严重影响阴茎的勃起硬度，从而影响夫妻双方的性生活质量。ED使男性感到丧失自尊、自信，感到沮丧和挫败，也使患者的性生活满意度及性伴侣满意度的情感参数恶化，甚至可影响夫妻感情。

以西地那非、他达拉非、伐地那非为代表的PDE5抑制剂，使男科的ED治疗发生了一场革命。目前ED患者80%都是可以通过药物治疗的。心因性ED通过药物治疗完全可以治愈，而器质性ED在有效控制原发病的同时，药物治疗也可以获得良好的治疗效果。这些药物是安全的，没有传说中的"药物依赖性"。但是科学也有一定的局限性，正像糖尿病、高血压也只能有效控制一样，糖尿病ED、高血压ED也只能做到有效控制。

花要浇水，地要施肥，夫妻感情要用爱来呵护。夫妻性生活是感情最深层次的交流，只有进入一种健康良好的性生活模式，夫妻的感情才可以永远保鲜。我们希望夫妻能保持适度规律的性生活。因为从生理上讲，性功能也是"用进废退"，一旦失去很难自行恢复。

 过量运动性欲下降

抽烟、喝酒等不良生活习惯，都是公认的损伤性功能的"罪魁"。但你是否知道，运动过量，也会影响性欲？据美国《健身》

杂志报道，一项调查显示，美国18～59岁的女性中，约有30%长期性欲低下；而在40岁以下的成年女性中，有27%无法达到性高潮，另有13%～15%的人存在性交疼痛。研究人员分析后发现，导致多数女性性欲丧失有两方面的原因：

首先，运动量太大、时间安排太紧密，会让人精疲力竭，无力再投入性生活中。

其次，过度锻炼会使身体的脂肪含量大幅下降，而雌激素这种最基本的女性激素就来源于脂肪。美国圣路易斯大学的一项研究曾发现，雌激素能提高性爱中阴道的收缩和分泌。性爱愉悦度改善了，女性对性爱的兴趣也会增加。厌食症患者、节食者或运动过多的人（身体脂肪含量低于15%），雌激素的分泌会大幅减少，容易出现阴道干燥，女性自然难以提起"性趣"。

锻炼可降低阳痿发生率

美国波士顿大学医学院通过长期研究发现：每天锻炼消耗至少200卡路里热量的男性，比活动少的男性较少发生阳痿。这个运动量相当于"运动掉一听可乐，大约等于轻快地走两英里路"。

男性即使到了中年才开始锻炼，也能降低阳痿危险。锻炼预防阳痿的机制与预防心脏病的机制相同。阳痿和心脏病都是机体的某个器官血流不足，锻炼有助于血管通畅。而且，阳痿实际上可能是心血管疾病的早期信号。因为阴茎比心脏对血流的减少更敏感。

神经生长因子能治ED

南京大学医学院附属鼓楼医院专家经过长达10年的研究，发现一种神经生长因子，将其直接注射入海绵体内可治愈ED（阴茎勃起功能障碍）。

患有 ED 的人，其阴茎海绵体神经已经受损发生病变，因此性冲动的神经信号无法传递到海绵体的神经末梢进而指挥血管扩张。指挥勃起的神经收不到信号，自然无法勃起。他们基于此找到了一种神经生长因子，可以成功地复活坏死的海绵体神经，从根本上治愈阳痿。

其实，这种神经生长因子是一种蛋白，DNA 遗传物质通过这种蛋白进行传导。我们把坏死神经的 DNA 序列人工合成出来，通过神经生长因子这个载体注射到海绵体病变的地方，在里面进行生长发育。目前，神经生长因子和血管紧张素受体抑制剂等药物已进入治疗 ED 的临床应用研究，并已有近 20 位糖尿病 ED 患者接受治疗。

ED 发病机制复杂，糖尿病性 ED 的发病机制更为复杂。与正常人相比，糖尿病人患 ED 的比例高出 3～5 倍，时间往往提前 10～20 年。

除糖尿病引起的 ED 可治疗外，高血压引起的 ED、患前列腺癌等引发神经受损的 ED，都可以进行治疗。一旦药物研制成功，将改变目前 ED 药物治疗中主要依靠万艾可等药物的现状。

丈夫"不举"妻子应该怎么做

不举不仅是男人的烦心事，更会成为其配偶的巨大负担。近日，美国"网络医学博士"采访多位专家指出，男性勃起功能障碍（ED）会严重影响妻子的自信心，甚至让她们产生负疚感。

专家指出，几乎所有男人，在一生中的某段时刻都可能发生 ED，其原因有很多，如压力、抑郁等，此外糖尿病、高血脂、心脏病以及治疗上述疾病的方法，也可能导致男性不举。发现丈夫有性问题，许多妻子想当然先会怪自己"是不是做错了什么事，或者我对他不再有吸引力了？"她们还容易为此出现焦虑、受伤等情绪。这主要是由于女性对男性 ED 缺乏了解。调查中发现，许多女性还会问一些反映其负面情绪的问题，如暗示伴侣有外遇等。男人容易把这些问题解读为"找碴儿"，于是变得冷淡。这又会造成妻子的"误读"，把冷淡视为自己做了错事的证明，也变得更冷漠。这就形成了一种恶性循环，对婚姻的伤害很大。

专家指出，一些妻子在丈夫发生 ED 后，会变着花样进行挑逗，以为这样可以唤起丈夫的性欲。殊不知这可能会使情况更糟。在丈夫发生 ED 后，妻子不要刻意尝试性爱。对妻子来说，一旦发现丈夫的性能力有所变化，最重要的是明确"这不是自己的问题"，然后夫妻间要开诚布公地交流。最好不要在卧室里谈论这件事情，也不要在发生 ED 后马上就谈论。应该选择在事后的几天或几周，用一种平静的方式与他沟通，既不要抱怨他的 ED，也不能显得无所谓，否则他会认为你对夫妻性生活不在乎。在沟通时，妻子首先要让丈夫知道，自己过去一直很享受两人间的性爱；同时可以暗示他，ED 的根源也许是健康问题，以照顾他的自尊；最后，可以提出愿意和他一起承担，若是需要，陪他一起去看医生。

要"妻子帮忙"是阳痿吗

这种情况以中年男性比较多见，并不表明其存在性功能障碍，也就是人们常说的"阳痿"，它主要预示着男性性功能的自然减退。男人步入中年后，由于工作和家庭的压力，身体各个器官会出现衰退，体力和精力也会随之衰退。因此，许多人觉得性生活时的激情大不如年轻时，或者出现性欲低下、勃而不坚、射精无力、缺乏快感等情况。

出现上述情况的男性进行自我调整十分重要，比如在心理健康方面。

第二篇 关爱男性

女性衣着暴露男性容易不举

俄罗斯科学家发现,多数男性"不举",与女性衣着暴露或举止放浪有关,这可能影响男性的事业,或导致其他疾病。

这一研究历时30年。研究人员收集了多国男性的健康数据后发现,在欧美等国,每3名30岁以上的男性中,就有一人患有勃起功能障碍(ED)或前列腺出现问题。但在不少亚洲国家,这类疾病的发病率明显较低。

造成这种差异的主要原因是,自西方性革命以来,女性衣服越来越暴露,这对男性来说是一个巨大的挑战。可以说,70%的ED其实最初是男性的一种自我保护。他们走在大街上,随时可能看到身材诱人、令他心仪的女性,却只能远观不可亵玩。身体为了防御这种莫名而来又无法满足的欲望,只能通过抑制性唤起来进行抵抗。而且,对不少人来说,这种负面反应会持续相当长的时间。

41~45岁ED高发

不少男性在步入中年之后总爱嘀咕自己的性能力是不是不如过去了。实际上,年龄增长无疑会影响男子的勃起功能,41~45岁是男性性功能障碍(ED)的第二个高峰年龄段(第一高峰是21~30岁)。

美国一项调查表明,在40~70岁年龄组中,中度和重度ED的发病率平均为35%。

一般来说,轻度和中度ED的精神性勃起困难多见,少数处于器质性病变早期,而重度ED则以器质性多见。

临床上,医生还经常测量ED患者的阴茎牵拉长度,这其实就是测量阴茎的伸缩性。患者自己也可以进行这一测定。方法是先测量平时的阴茎长度,用一只手平托阴茎,另一手用直尺测量阴茎根部至龟头尖端的长度,这就是牵拉前的长度。然后最大限度地牵拉阴茎,再次测量阴茎长度,这时得到的就是牵拉后长度。二者之差可反映出阴茎的伸缩性能。

阴茎伸缩性越好,二者之差越大,勃起能力也越好;阴茎伸缩性越差,二者之差越小,勃起能力也越差。牵拉之后阴茎长度的增加不足原始长度的 2/3 时,有可能存在器质性问题,尤其是那些海绵体高度纤维化等重症患者更是如此。

器质性阳痿怎么治

首先要查明病因,针对不同的病因,给予专门性治疗。因内分泌因素引起者,往往需要采用睾酮、促性腺激素等性激素药物治疗。因神经性因素引起者,则必须应用营养神经的药物,例如地巴唑、B 族维生素等药物,有时还得借助电刺激疗法。倘若是因血管因素引起的血管性勃起障碍,则要看是动脉还是静脉病变。在我国,以静脉瘘多见,即动脉与静脉之间有"短路"——瘘管,动脉来的血液经瘘管从静脉流走,无法充盈阴茎,以致阴茎不能保持勃起。对于此种病变,必须进行血管手术处理。

倘若一时无法查明病因,或者查明病因后又无法克服,为了解决性生活问题,还可采用补救疗法,即千方百计想法让阴茎勃起以完成房事。目前使用的补救方法有三种:

最为简便有效的是阴茎海绵体内血管活性药物注射治疗,能较快、有效地使病人阴茎勃起,缩短病人就医时间,减轻心理压力。药物有罂粟碱、酚妥拉明及前列腺素 E_1 等。

作为一劳永逸的补救,是通过手术在阴茎内置入假体,作为一种支撑,让阴茎挺立起来。但是需要开刀,眼下国内病人尚难广泛接受。

第三种方法叫负压缩窄装置,就是通过负压吸引,将血液吸入阴茎内,同时在阴茎根部结扎止血带,以防血液回流,才能进行房事。此种方法效果较差,且影响快感与射精。

勿庸讳言,器质性阳痿的治疗确有一定的难度,但如果能按照上述治疗策略进行处理,仍有希望治愈。为了恢复良好的勃起功能,患者应积极治疗,切莫讳疾忌医。

男性更年期也可用激素

规律地服用睾丸激素,对中年男性是有益的,这是伦敦男科医院的专家们在一项防治男性更年期综合征的研究中发现的。

众所周知,大多数中年男性都有类似的一些不舒服的症状,如:烦躁、易怒、抑郁、多疑、性兴趣降低等。伦敦男科医院研究人员认为,上述各项改变的原因是性激素睾丸酮的合成与分泌功能下降,而规律地服用这种激素就可以大大改善男性更年期综合征的症状。

阐明睾丸酮水平下降是男性更年期综合征的病因这一原理,具有诱人的应用前景。它给我们提示了治疗该病的一条明确的道路。然而研究人员说,该病的具体发病机制并非像上述所说那样简单,还需要进行大量的工作,将妇女和男性更年期综合征进行直接对比研究。

催眠疗法可辅助治阳痿

用催眠疗法治疗阳痿,是一种用心理方法来改善患者的精神运作常规的一种技巧。

在催眠师的暗示指导下,患者在恍惚状态时,许多无意识的记忆便会浮现脑海,从中引出心灵中压抑的困扰,找出心理症结,分析导致阳痿的致病根源,相互交流,激活患者的想象,刺激患者的感知和思想向体内或环境的某些部分高度集中,使这些精神活动大部分受到抑制,只使能接受心理医生指示的有关部位保持清醒，使患者在不知不觉中做一些由心理医生设计出来的活动。使用催眠疗法，患者的身心处于松弛状态，可以纠正很多由于心理因素引起的阳痿，如果问题不严重，可就此痊愈。

但是，对比较严重的阳痿，催眠疗法通常只是作为其他治疗训练的辅助手段。当患者情绪放松后，在催眠状态下对其下达阴茎能勃起的暗示。经过若干次催眠治疗，阴茎勃起功能可得到良好恢复，能正常兴奋和勃起，达到治疗的目的。

阴茎为什么会脱皮

正常情况下，男性阴茎是不会有脱皮现象的。通常细菌感染应该有红、肿、热、痛，病毒感染会出现水泡，真菌感染一般会累及股部的光滑皮肤，很少单纯感染阴茎，念珠菌好侵入黏膜，表现出明显的红斑和卫星病灶。

如果未出现以上症状，可以考虑是否存在包皮过长，导致分泌物不能及时清除，使病原体在此生长繁殖而引起局部炎症。另外，女性阴道分泌物呈酸性，对阴茎表面是一种刺激，部分男性会对其过敏，出现阴茎部小丘疹、脱皮现象。建议注意房事前后清洗，保持局部卫生，或使用安全套，阻隔分泌物的接触。如果阴茎脱皮症状较重且不见好转，就要到医院检查确诊后进行治疗。

阴茎为何长硬结

阴茎硬结症，目前此病病因尚不明确，其早期表现为阴茎结节，勃起时疼痛或勃起时阴茎畸形。晚期除上述表现外，还有勃起功能障碍。阴茎硬结症是一种进展性疾病，可以自愈或缓解，但如果一年以上不能缓解就要进行药物或手术治疗。您可以服用维生素E来缓解疼痛，改善阴茎的弯曲度和减少阴茎硬结的体积；还可以服用氨基苯甲酸、他莫昔芬、秋水仙碱、维拉帕米等药物，具体剂量要请医生根据病情来定。如果服用药物仍不能缓解，可采取手术如斑块磨削术来治疗。

阴毛稀疏是发育不正常吗

在青春期女性的第二性征中，乳房发育和阴毛生长是较为突出的两个特征。但是，阴毛的有无、疏密并不能完全代表性器官的发育程度，因为它的生长取决于两个因素：一是体内肾上腺皮质所产生的雄激素水平，二是阴部毛囊对雄激素的敏感度。倘若某种原因使肾上腺皮质产生的雄激素水平低下或阴部毛囊对雄激素不敏感，都会造成阴毛稀疏或不长阴毛。

尽管阴毛和腋毛的出现是女性外在性表现之一，但不是第二性征的全部，只要月经按时来临，乳房发育正常，说明其性器官的发育和功能没有大问题。

男性"三角地带"常见外力伤

阴囊血肿，有剧烈疼痛感，可用手电筒在黑屋中查看阴囊，如果光线不能透过阴囊，说明有血肿的可能。

睾丸发生损伤时，局部会有肿胀及瘀血。又因为阴囊皮肤松弛，睾丸血液循环丰富，损伤后极易引起血肿、感染。

剧烈运动或性行为、暴力有时可引起提睾肌的强烈收缩，让睾丸"雪上加霜"。外伤之后，如果供应睾丸营养的血管损伤严重，睾丸会发生萎缩、坏死，引起不育或性功能障碍。

睾丸扭转，突然不能运动，感觉一侧阴囊肿胀、触痛，疼痛剧烈，波及下腹部、腹股沟或大腿；还会伴有恶心、呕吐、发热等。

在运动、外伤、睡眠时刺激提睾肌，使之收缩增强，可导致提睾肌纤维呈现螺旋状，加上睾丸的重量，特别是只有一个睾丸外露的隐睾者更易发生此病。睾丸扭转在侧睡时较易发生，因此，发病时间多在夜晚或凌晨。

睾丸破裂，睾丸破裂的患者会本能地将身体蜷曲，双手捂住腿间，甚至发生昏厥，并有阴囊血肿，睾丸轮廓不清，伴以出汗、恶心、头晕等症状。

男性节育法怎样阻止怀孕

理想的男性节育方法应当是不影响男性第二性征与性功能，不干扰内分泌的整体平衡，对精子的生成和精子的功能产生可逆性的抑制作用。男性的生殖活动，可概括为精子发生、精子成熟、精液排放、精子在女性生殖道内运行、精子获能直到受精等几个关键步骤。因此，抑制精子生成、阻止精卵相遇，以及直接杀死精子等可作为首选男用节育方法。

◆ **抑制精子生成** 通过 LH—RH 拮抗剂与激动剂来干扰垂体的分泌，阻止垂体 FSH 的分泌，直接干扰睾丸内的精子生成。这些方法对精子有抑制作用，但药物对睾丸组织结构可产生破坏作用，使睾丸变小变软，而且使用起来也不方便。

◆ **阻止精卵相遇** 这是一种常用的方法，最简便的是使用避孕套，目前趋向于生产超薄型以及含药的避孕套。输精管结扎术是另外一类用于阻止精卵相遇的方法。也有人用药物来干扰射精过程以阻止精子排出，使精卵不能结合。

◆ **直接杀死精子** 这是一种简便方法，不影响性功能，无毒副作用，对阴道黏膜和阴茎无刺激。以特定的药物置于阴道内，使精子接触后迅速被杀死或使精子失去受精能力，常用的是表面活性剂 Ramses（5% 壬本聚醇-9凝胶）避孕胶和非表面活性剂。

◆ **干扰精子的成熟、活力及受精** 该方法起效快，停药却恢复生育力，不影响精子的生成及内分泌功能，无致畸与致突变作用。但目前对精子的本质及附睾的某些功能还需进一步研究。

第三篇
关爱女性

女人应知道男人10件事

女人应该了解男人的10件事。

◆ **男人更易动感情** 成年男性情绪反应比女性略强,但控制情绪的能力也更强。

◆ **男人更易受孤独伤害** 美国加州大学旧金山分校学者、《男性大脑》一书作者罗安·布里曾丹博士表示,面对孤独,男性比女性求援少,因而孤独感加重,并殃及大脑。

◆ **男人更看重解决问题** 虽然女性更具同情心,但看到别人处于不幸的时候,男性也会感同身受,不过,男人更看重如何去解决问题。

◆ **男人"好色"是天性** 雄性激素高,攻击性和性欲就强。男性雄性激素水平是女性的6倍,因此,男性更易冲动,更爱看美女。

◆ **男人会本能捍卫"领地"** 雄性重视"领地"观念。虽然女性也有强烈的占有欲,但面临领地威胁时,男性更易诉诸暴力。

◆ **男人偏爱等级关系** 森严的等级环境会降低男性雄性激素水平,遏制其攻击行为,缓解焦虑。

◆ **男人越老越成熟** 年轻时,男性通过竞争获得地位和配偶,而随着年龄的增加,雄性激素分泌减少,男性越来越注重人际关系和群体合作。

◆ **准父亲时最温柔** 在做父亲之前的几个月中,男性体内泌乳激素上升,雄性激素下降,使准爸爸更温柔。

◆ **与父亲玩耍好处多** 与父亲玩耍的特别方式,有助于孩子更爱学习、增加自信,为日后生活做好准备。

◆ **男人也是"结婚狂"** 都说女人渴望安定,男人喜爱自由,这种说法其实是误传。研究发现,男性30岁前最可能拈花惹草,但是之后则更希望拥有稳定的家庭生活。

女人婚前三误区

当你爱上一个男人,并想和他结婚时,你一定要做好心理准备,你不只是同他结婚,你是在同他的生活习惯和家庭及社会背景结婚。你面对的不仅仅是这个男人,而是他的家庭和社会交往后边的那一群人。

误区1:"嫁他,又不是嫁给他家"。

一个人的生活总是带着他成长的痕迹,家庭的习惯就是人潜意识中一生的习惯。他从小形成的习惯,在一生中都是难以改变的。所以嫁一个人,不仅是嫁他本人,而是嫁给他的成长轨迹和他的家庭。

误区2:"他那么爱我,婚后一定会接受我的改造"。

要想改造一个男人,那真是难于上青天!面对徒劳的改造,女人才明白男人接不接受改造,与爱不爱无关,而是与他的生活轨迹和习惯有关。所以,嫁他,一定要知道他的家庭背景。从那里,你可以看到他在婚姻里的现在和未来。

误区3:"既然结婚了,老公就应该只属于我们的小家庭"。

要清楚,你的他不是你的私有财产,他不仅属于你们的小家庭,同时也属于他的父母、亲人、朋友。所以,他的心必然要分给他们一些。不仅如此,你的爱也得随着他一起延伸到他们身上。

你的婚姻是几等

国学大师张中行在《婚姻》一文中说:"世间的一切事物,都可以分等级,婚姻也是这样。以当事者满意的程度为标准,我多年阅世加上内省,认为可以分为四个等级:可意、可过、可忍、不可忍。"

张中行把婚姻分成四个等级,看似非常残酷。一样的大红证书,一样的洞房花烛,谁不希望幸福?但婚姻就像一块土地,并不是每个耕种的人,都能丰收。

"可意",就是称心如意。相貌、人品以及学历、才气、性格、爱好都"可意"。但这样的"十全十美"并不太好遇。有的是因为发现了对方的毛病而"不可意",有的是因为遇到了"更可意"的而"不可意"。所以,婚前婚后都"可意"的婚姻,实际生活中并不多。

"可过",就是虽不十分满意,但可以把日子过下去。张中行评价自己的婚姻,就属于"可过"这一级。这种婚姻状态,在现实生活中也最为普遍。虽有一些"不可意",但日子却过得有滋有味。

"可忍",就是很不满意,但仍处于能够忍受的程度。之所以要忍,一是另一半的错误,尚有周旋的余地;二是为了孩子和老人,不得不忍;三是如果"不忍",自己找不到更好的出路。所以"忍"也是解决问题的有效办法之一。

"不可忍",就是感情已经彻底破裂,这日子没法过了。或者,对方给你造成了巨大的伤害,让你再也无法忍受;或者两个人都看着对方不顺眼了,在一起就是一种煎熬。到了这种时候,只有分开才能解脱。

无论婚姻处于什么状态,都应该精心经营。因为爱情是两颗火花的碰撞,只有在摩擦中才能交融,在宽容中才能提高。

高知女性离婚生活质量提升

两成高学历女性在恢复单身后,生活品质反而有所提升。这一改绝大部分女性离婚后生活质量急剧下降的"传统态势"。

离婚后摆脱丈夫"拖累",在统计中,法官将大本及以上学历,有固定收入来源的女性列入"高知"范畴。在涉及这类人群的离婚案件中,有20%的女性在学历、职位或者工资待遇方面优于男方。

上述两成高知女性,从事的行业以经商为主,也包括部分企业和公司的白领,都有不错的收入和稳定的工作,而她们的另一半，要么收入不稳定，要么无业，还有一部分是在校的研究生或者博士生，没有固定的工作和收入来源。

从双方的事业发展趋势和收入水平来看，不少女性在婚姻中扮演主要为家庭支出"买单"的角色。摆脱丈夫的"拖累"，这部分女性离婚后的经济生活质量会比婚姻存续期间有所上升。

出现女强男弱搭配越来越多情况的原因，法官表示可以结合社会上的"A女D男说"进行分析。

所谓"A女D男说"，是指按财富和地位把人分为四等A、B、C、D。由于传统上男性普遍愿意处于支配地位的心理，不少男性会自然选择不如自己优秀的人作为老婆，所以A男选了B女，B男选C女，C男选了D女，所以剩下A女和D男。

在社会和心理压力下，最终诞生不少A女与D男的结合。

现实中不一定是A与D这么极端的例子，但是当前婚姻组合中女强男弱的现象确实越来越多。

女人过30岁性欲要提速

据美国"每日科学"网近日报道，63%的女性受到性功能障碍的困扰。其中，30岁后，性欲下降成为最突出的问题。

587名女性参与了调查，被分入4个组。结果显示，女性面临的最严重问题，就是缺乏欲望（47%）、阴道分泌物不足（40%）等。尤其是30岁后，女人性生活最需要解决的问题，就是如何增强"性"趣，给性欲提速。

女性性功能障碍和一系列因素有关，如年龄、围绝经期、当前服用的药物等。此外，性传播疾病、精神状态、性经历和生活方式也是威胁女人性和谐的因素。在性爱中难以获得满足的人，其自信心、人际关系和幸福感都会大打折扣。

专家建议，"提速"欲望并非什么难事。比如，多参加体育锻炼，能提高性反应能力、要求和频率。更年期女性可以在医生指导下补些雌激素，以增强"性感"。更重要的是，伴侣经常卿卿我我、"以性养性"，是简单、易行、适合多数人的方法。

雌激素减少为何性欲却增强

近年研究发现，性欲与雄激素水平有着密切的关系。妇女切除卵巢后仍能保持正常的性欲就是一个最好的例证。医生还发现一些妇女排卵期出现性欲的峰值，而此时睾酮和雄烯二酮（两种雄激素）的水平是最高的。更年期，尤其是绝经后妇女，雄激素与雌激素的比例发生了变化，雌激素水平显著降低，而雄激素的降低则相对不明显。妇女受偏高的雄激素作用影响而使自己性欲旺盛起来。

目前，雄激素对中老年妇女性欲方面的作用已引起广泛注意。雄激素，对提高中老年妇女的夫妻生活质量会助一臂之力。但切记，应用雄激素之前，一定要征求医生的意见。

女性自慰注意自我保护

专家向女性朋友提出忠告：自慰时一定要注意保护自己。除了把手洗干净外，别忘了事先取下戒指等饰品。另外指甲也不要留太长，最好剪短、修平，以免划伤阴道，引起细菌感染。如果使用健慰器自慰，一定要保证器具的清洁，最好裹以安全套，不仅可以起到卫生屏障作用，而且有润滑效果。

哺乳提高女性"性趣"

性学家马斯特斯和约翰逊夫妇在观察中发现：哺乳可以引起妇女的性反应，实行母乳喂养的妇女性欲和体力的恢复比不哺乳的妇女强而易达到性高潮。美国的最新研究也证实：正在哺乳的母亲和她怀中的婴儿能够散发出一种化学物质，激发周围女性自然的性渴望。研究人员收集了26位哺乳女性的乳房分泌物、汗液和婴儿的唾液，并且在18～35岁之间的90名女性身上做了试验，结果一部分每天数次嗅闻上述分泌物的女性性欲大大提高，而另一部分则不然。

所以，母乳喂养除对孩子有莫大好处外，对于增进夫妻感情也妙不可言，因此，新妈妈不要随意放弃哺乳。

女性有性高潮吗

有经验的男性，可以从性行为中发现对方是否真正地享受爱和是否达到高潮。

因高潮到来之前，人的全身血管膨胀，脑海一片紧张，心脏狂跳，身体肌肤发热、发汗，男性以万钧之势射精，女性则在身心亢奋的情况下，会不自觉地发出叫声，以抒发喉咙的压迫感（这也是所谓"叫床声"）。

如果假装有性高潮，其身体必然没有热辣辣的感觉。

性高潮时溢乳正常吗

女性乳房泌乳与垂体分泌的泌乳素有关，而泌乳素的分泌受各种因素（包括多种激素）的影响，变化极大。在正常情况下，下丘脑存在着泌乳素抑制因子，抑制泌乳素分泌，因此，不存在乳头溢乳。即使在肾上腺皮质激素增高、重体力劳动、创伤等应激情况下可以引起泌乳素增加，但是由于人体内部的自我调节，控制着泌乳素的变化，也不会引起较大幅度的波动，外周血中泌乳素浓度不超过20mg/L。在月经周期中，泌乳素的分泌量也无明显变化。

一旦在性生活时发现溢乳，应引起警惕，若事后按压乳房也出现溢乳，应尽早去医院诊治，以排除垂体肿瘤、内分泌紊乱，以及由长期应用药物如利血平、氯丙嗪等引起的可能性，此外，还要注意乳汁的颜色。因为乳腺导管扩张、乳腺纤维瘤等乳房疾病所发生的乳头溢液，并非真正乳汁；乳腺癌所引起的为血性溢乳，应加以区分。

性红晕是皮肤病吗

性红晕是女性特有的性反应现象，不是皮肤病，也不需要治疗。不同的女性，性红晕的程度及分布有差异。一般认为，如果一位女性的性红晕反应程度高，她在性反应中的性紧张程度也较高。

性红晕是一种有点像斑丘疹的红色皮疹。在性活动中，当女性的性反应从兴奋晚期到达平台期时，性红晕首先在上腹部出现，接着向乳房扩展，然后从乳房表面的前方及上方继续向前胸壁扩展。在性高潮临近时，在乳房下表面也可见到性红晕。事实上，不光是乳房周围有性红晕，性红晕还会出现在腿的前面、侧面、臀部及背部。

当性红晕消退时，其顺序与出现时相反，背部、臀部、下腹部、臂部和腹部消退的速度很快，而胸部、乳房、颈部消退的速度却较慢。性红晕最先出现在上腹部，最后也从这里消失。

皮肤为什么会出现性红晕呢？这与性反应时皮肤充血有关，因为皮肤对性的刺激十分敏感，皮肤充血也是人类性反应周期中的生理特征。女性性高潮时，除了性器官的变化以外，皮肤潮红、乳房肿胀、肌肉紧绷、出汗是四项基本的生理反应，所以不必大惊小怪。

性不满足有损女性身心健康

生理学家研究揭示，中年女性在性生活中如得不到性的满足、经常体验不到性高潮，往往会带来身心的损害。

美国生理学家曾经做过大量的调查发现，性生活不完美是一些人失眠的重要原因。当一个人正处于性欲旺盛时期而又长时间得不到发泄之时，神经系统便处于高度亢奋状态，焦虑不安、烦躁，于是失眠便接踵而来。这一点在中年女性身上表现得更加突出。这是因为男女性欲、性高潮和性欲消退有较大的差距。男性的性欲能很快激发，并在整个性交过程中可以很快地达到性高潮，性高潮过后性欲又可以很快地消退。因此，男性一旦达到了性高潮（哪怕是手淫之后）就可以很快地安然入睡。但是女性则不同，女性的性欲要有一个较长的发动过程，"平台"期也较长，即使达到了性高潮，性欲的消退也是缓慢的，所以女性在性交过程中比男子更难达到完美和谐的程度，这样，女性更容易产生失眠。由于中年女性的性欲一般比年轻女子更强些，因此，缺少正常的性生活、性生活不和谐不完美都是中年女性失眠的重要原因。

由于在性兴奋时女性的盆腔、外生殖器是大量充血的，如果女性达不到性满足，性生理反应受阻中断，盆腔、外生殖器的充血也得不到及时的消退，从而出现慢性盆腔积血。长期得不到性满足，出现慢性盆腔积血的女性子宫会增大2～3倍，阴道壁、大阴唇、小阴唇也因积血而明显肿胀，这为细菌、微生物的生长提供了温床。长期如此，中年女性就容易出现阴道炎、子宫内膜炎等一系列妇科炎症。

在心理上，由于本能的性生理冲动能量得不到合理的宣泄，精神兴奋得不到舒张、松懈。此时的中年女性要么变得心烦急躁，肝火上升，要么郁郁寡欢，愁眉不展，对性伴侣产生怨恨。

不少中年女性更因此而患上了神经官能症。研究发现，在一些神经官能症患者中，80%和性欲得不到满足有关，因此，性不满足应引起中年女性的注意和重视。

女人也为性所困

很多人认为只有男性才存在性功能障碍，其实不然，女性同样有可能被性功能障碍所困扰。国外统计资料显示，女性性功能障碍的发生率为35%～60%。我国学者曾对4700位已婚妇女进行调查，结果发现患性冷淡的占23%，为性所困扰的占59%。

女性性功能障碍包括女性无性欲、无性兴奋反应、无性高潮。研究表明，在所有性功能障碍者中女性比例高于男性，在所有的女性性功能障碍者中有15%的人从来没有达到过性高潮，另有35%的人对性无兴趣，无性要求。

女性性功能障碍引起的原因主要有两大类：一是器质性障碍，占5%～20%；二是功能性障碍，为常见原因，占80%～95%。

女性器质性性功能障碍主要包括：女性健康状况下降，有内分泌性疾病，性器官局部有缺陷或发生病变，如卵巢功能发育不好、处女膜过度肥厚，患有神经性疾病，手术后不久身体在恢复，患有血管疾病。

女性功能性障碍的主要因素为：女性患有轻度或重度抑郁症；对性的无知和错误性认识，一般存在于文化水平较低的女性中；婚姻不和谐，时间一久女性很容易患此病；获得性因素，如女性在性生活中受过重大刺激，比如曾受过性侵犯，这样极易引起回忆和痕迹反应；有较强的自卑感。

对于女性性功能障碍患者的治疗，器质性病变引起的功能障碍必须先把相关疾病治好，而对功能性障碍，治疗的核心是找准病根，重点是精神指导，特别是丈夫的协助必不可少，除了精神上关心妻子,多进行感情交流外,性器官的抚摸千万不能少。另外还可以适当补充些雌激素,用一些补肾的中药调理。

此外,预防也很有必要:首先在精神方面,要树立对性的正确认识,把性神秘化或看成是下流淫秽的东西,以及性交有损健康、精液宝贵论的观点都是错误的。另外,还要去除精神压力,生活乐观向上,不要害怕失败,害怕丈夫不满,尽量创造一个轻松愉快的做爱环境。

其次是机体方面,女性要熟知性器官的生理功能和"激欲区"(指最易诱发性兴奋的部位)的作用,性交前注意做"性前戏",性生活是一种多器官综合感官享受,而不仅仅是性感官的刺激和享受,性心理学观点认为在性交前的相互拥抱、亲吻、抚摸是性满足的重要组成部分,"性前戏"可加速女性的性兴奋,协调男女差异,使双方的性高潮得以同步。

焦虑也是"性敌人"

很多时候男人的性智慧比思想意识更敏锐,而性便成了检测他们生活状态的最敏感的晴雨表。在临床研究中,医生们发现,很多有勃起障碍的男人承认,他宁可说:"我出了内科毛病",也不愿意说:"我不愿意与你做爱,我怕你失望"。

精神疲软表现为情绪低落、潜意识障碍和逃避等,非药物所能治疗。当丈夫的雄性信心被焦虑所困扰时,妻子的情感和理解不仅能改善彼此的关系,而且还会把潜在的能力重新激活。

没有高潮女人也会愉快

许多男人都受了夸张的乌托邦式做爱观念的影响,以为出色的情人一定可以令女人神魂颠倒,即使伴侣反复强调今晚的兴致不高，他仍可能执迷不悟。很多时候，他因为紧张而担心伴侣不能享受他为她所做的一切。

不妨耐心而温柔地向他解释：每一次都有高潮当然是好事，但即使没有高潮，跟他一起享受床笫之欢也已令你非常愉快。

女性为何"性趣"索然

◆ **体态** 当女性感觉自己已经没有魅力的时候，她对性爱就会失去兴趣。她会担忧丈夫看到自己的体态时难以进入兴奋状态。男性对此很难理解，因为他们并不总是把体态和性生活联系起来。

◆ **对亲密行为恐惧** 和男人不同，女人常将性和情感画上等号。如果女人不想在情感上和一个男人过于靠近，她同样也不会想在性爱上和他过于亲近。这并不意味着男人有什么事做错了，它仅仅表明两个人还需增进感情。

◆ **失眠** 疲劳会降低所有的感受，这会使一些女性对性失去兴趣。如果女人睡眠不足或睡眠质量不佳，她们就会对性爱表现得冷淡。

◆ **压力增加** 当女性在工作中或家庭生活中感到巨大压力时，性爱就会从她的生活中消失。这是因为她的头脑中已无暇顾及其他。

◆ **夫妻关系不和谐** 不少男性与妻子争吵，5分钟后上床时早已把争吵抛到脑后了。女性却不同，这种不和谐会减少她们对性爱的兴趣。

◆ **担忧性爱质量** 性爱时男人们常会想，自己能否让女人在性爱中获得满足，女人也是一样的。如果女人担心自己不能让男人得到满足，她们就会对性爱失去兴致。

第三篇 关爱女性

 ## 女人也会患ED

ED并非男人的专利，女人也有。女人ED就是指阴道润滑不足，在医学上被称为性唤起障碍。不同之处在于男性发生性唤起障碍时，不能完成性生活，而女性发生性唤起障碍时还可继续性生活。但是对女性的身体健康而言，具有潜在的危险，会导致感染，诱发多种疾病。

我国女性性唤起障碍发生率为74.8%，但只有7%的人选择就医，大部分人自己上网或者看书寻求解决方法，这样可能会延误治疗。

专家分析女性性唤起障碍中大部分为轻度，而不是病理性的。39.2%是因为情绪不好或者压力过大，13.3%发生在使用避孕套的时候。其他常见原因还有当女性处于产后、更年期雌激素水平下降时，都容易导致阴道干涩。

阴道润滑是性生活开始阶段的重要生理表现，针对大部分非病理性的阴道干涩，建议使用人体润滑剂，美国67%以上的夫妻都使用润滑剂。

 ## 伟哥也能改善女性性功能

近日刊发在美国医学协会期刊上的一项研究显示，治疗男性阳痿的药物万艾可（俗称"伟哥"），对于那些因使用抗抑郁症药物而造成性功能障碍的妇女同样有效。

美国新墨西哥大学医学院的研究人员对98名罹患严重抑郁症但处于缓解期的妇女进行了研究。这些平均年龄37岁的妇女因服用抗抑郁药而导致性功能障碍。研究人员发现，有73%的服用安慰剂的妇女及28%的服用"伟哥"的妇女报告说，治疗后症状没有得到改善。服用"伟哥"小组的妇女的性功能比服用安慰剂组的妇女有更大的改善。治疗期间经常报道发生的不良反应有头痛、皮肤潮红及消化不良,但是没有病人因此退出试验。

专家指出,因为妇女经历严重抑郁症的比率是男性的近两倍,她们比男性所感受到的性功能障碍更多。上述发现表明选择性 5'-磷酸二酯酶(如"伟哥")在治疗性功能障碍上对男女两性都有效果。通过治疗这种与药物有关的不良反应,可以使那些抑郁症患者坚持服用抗抑郁药物,从而改善抑郁症治疗的效果。

女性别透支自己的生育能力

许多时候,看到身边一些聪明又可爱的女子,享受着爱情,追逐着成功,因为怀孕计划还比较遥远,她们并没有对此投入太多的关注。殊不知,她们已在浑然不觉地透支着女人最重要的一项天赋——生育能力。

◆ 过度减肥和低脂饮食　许多女性为追求纤瘦的身材想尽办法,但研究显示:过度减肥可导致不育。专家解释,女性的身体脂肪会把雄性激素转化为雌性激素,并且提供生产所需的能量,所以脂肪对性生育能力很重要。体重过轻的女性不育的机会最大,过瘦的女性甚至会停经。

◆ 多次人流　流产的次数与发生不孕的概率成正比。一些年轻女性不注意避孕,以为年轻身体好,就用人流来作为补救措施。殊不知隐患就此潜伏下来——多次人工流产易导致盆腔炎,从而殃及输卵管,造成输卵管堵塞而发生不孕。而反复人流还会使子宫内膜变得很薄,日后一旦怀孕,胚胎就像沙地里的小苗,为了争取养分,拼命往深里扎根,造成"胎盘植入",和子宫长成了一体,医生只得将子宫切除。

◆ 长期吸烟　一些年轻女性把吸烟当作时尚的行为，却不知烟中所含的烟碱和尼古丁会造成全身血管病变，子宫血管因此受累。怀孕早期易发生流产，到孕中期发生最危险的并发症——妊高症。长期吸烟还会伤害身体的整个内分泌系统，影响卵巢功能，导致内分泌失调引起不孕。

◆ 性挥霍及享乐主义　一些年轻女性因交友不慎，或有多个性伴侣，往往会感染性传播疾病。并在不知不觉中引发盆腔炎，造成不孕。

◆ 生育年龄过迟　年龄的增长对女性生育能力影响非常大，从女性的生理规律来说，生育能力最强在25岁，30岁以后缓慢下降，35岁以后迅速下降，44岁以后有87%的女人失去了受孕能力。

另外，女性与男性不同的是，男性的精子每30天就更新一次，而女性的卵子是从一出生就相伴的，生活方式、环境、年龄都会影响到卵子的质量，年龄越大，意味着卵子质量受到外界环境污染、电磁辐射、各种化学污染的机会就更大。

此外感染滴虫性阴道炎可妨碍精子的成活，使精子数量减少，活动度不好，也可引起不孕。

经期不避讳性爱，导致盆腔感染和子宫内膜异位症，也摧残生育能力。

育龄女性，如果长期处于极大的压力下，会使卵巢不再分泌雌性激素及不排卵，月经也就开始紊乱甚至闭经，当然也就不容易怀孕了。

女性应大胆请教专业医生的9个问题

医患交流对于正确诊断疾病非常关键。女性应该大胆请教医生的9个问题。

◆ 性生活时疼痛　多达15%的女性一生中的某段时间会遭

受性交疼痛的折磨。一些女性会觉得这很"正常"而咬牙忍受，其实这种疼痛是可以治疗的。出现这种情况应说出来，让专业医生处理。

◆ 阴道瘙痒　女性常认为瘙痒是霉菌感染导致的，于是购买药物自我治疗，结果却适得其反。其实这种症状可能是性传播疾病、外阴皮炎、细菌感染、香皂过敏以及罕见的外阴癌所致。如果出现阴道瘙痒，切勿隐瞒，一定要尽早就医。

◆ 阴道有难闻的气味　阴道有异味并同时伴有阴道灼痛或瘙痒、分泌物多时，这表明阴道环境菌群失衡，应及时看妇科医生。

◆ 尿失禁　各个年龄段女性都会出现尿失禁，特别是生过孩子的女性更常见。事实上，尿失禁是可以治疗的，方法包括：减重、膀胱训练、药物治疗或手术等。

◆ "有外遇"　无论谁"有外遇"，很多女性很难将家庭隐私告诉妇产科医生。然而，专家表示，出现此类情况应该马上告诉妇科医生，并询问医生如何进性传播疾病的检测。

◆ 出现潮热　很多女性认为潮热是更年期的自然症状，因此不当回事。然而，女性一旦出现潮热，应该看医生，因为潮热除了是更年期症状之外，也可能是甲状腺功能失调的症状。

◆ 阴部皮肤颜色和质地发生变化　注意生殖器的变化，发现异常（特别是发现皮肤颜色和质地发生异常）的时候，一定要告诉医生。这可能是外阴硬化性苔藓的症状。该病会导致性交时疼痛或生殖器皮肤撕裂。若不及时治疗，则会导致严重瘙痒或剧烈疼痛。

◆ 发生痛经　经期严重疼痛或不适，可能预示很多问题，如子宫内膜异位症（该病会导致剧烈疼痛和不孕）等。专家表示，女性不应该认为痛经是"正常现象"，而应该将所有症状都告诉医生，及时治疗。

◆ 发现乳房包块　专家表示，女性洗浴时自我检查乳房，一旦发现包块，应该告诉医生，以便进一步检查。即使结果正常，也不能掉以轻心。

第三篇 关爱女性

女性为何会发生性交疼痛

阴道痉挛导致疼痛

阴道痉挛是指在性交时阴道口的肌肉发生不随意的痉挛，造成阴道口紧闭致使男性生殖器无法插入，或者即便插入也造成女方的疼痛。阴道痉挛导致的性交疼痛，常造成婚后性生活失败。

出现阴道痉挛，一部分是由于先天结构异常，或炎症引起疼痛继发痉挛，但大部分是由于缺乏性知识或幼年时有创伤的经历，或男方性交动作不当、过于粗暴导致。尤其是在双方均没有性经验时，第一次失败后心里留下阴影，更容易在今后的尝试中手足无措。如果再次失败，可能就此对自己失去信心。如果不及时找出原因并加以纠正，就会错过最佳治疗时机，为今后治疗带来困难。传授包括男女生殖器官解剖、性交的基本知识技巧；女性通过脱敏疗法，可增强性交成功的信心，提高阴道的耐受能力；绝大多数夫妇都可以建立正常的性生活。

内膜异位导致疼痛

还有一些性交疼痛的类型（发生在已有正常性生活的女性），可以发生在性生活开始插入时、进行过程中或者结束后，部位可以在外阴、阴道或盆腔深部、下腹部。这时如果症状持续存在，应该到医院就诊。

这种性交疼痛往往是由阴道、盆腔炎症导致，或者是发生了子宫内膜异位症，性交时碰到了盆腔中的异位症病灶引起的疼痛。这些情况的性交疼痛只是疾病的症状之一，治疗以祛除疾病为主，病好了性交疼痛自然也就缓解了。在一些生理时期，即幼女或青春期未发育成熟、妊娠期、哺乳期和老年期，即使没有

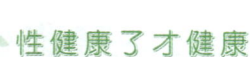

器质性疾病，也会出现性交疼痛，主要是由于体内激素水平的变化出现阴道局部黏膜变薄，在性交阴茎抽动时阴道的耐受能力降低。另外，夫妻长时间分居无性生活，阴道润滑不足，在刚刚开始恢复时，也会出现性交疼痛，但这种疼痛在很短时间适应后，就会消失。

不可小视的性爱疼痛

性爱中出现女性外阴、阴道或下腹部疼痛，或在性爱后，持续数小时或数天才出现上述部位疼痛，都可视为性交疼痛。这种疼痛有时是应激反应，有时却是疾病的征兆。

生理性的性爱疼痛往往"突如其来"。性冲动时，性器官充血，盆腔组织会发生不同程度的应激，出现收缩或痉挛。部分女性对男性精液过敏，造成全身症状，并伴有过敏性腹痛。精液中的前列腺素可使女性发生子宫收缩，出现异样感，尤其是怀孕女性，过性生活时最好戴安全套，以防意外。子宫后倾、盆腔充血或性爱体位使子宫、附件和膀胱受重力挤压、器官发生位置变动，对周围组织产生牵拉作用，也会诱发性爱疼痛。上述疼痛是女性可以耐受的，多数发生在首次性爱时。随着性经验的丰富，这些不适会逐渐减轻。

部分疾病导致的性爱疼痛常是"延绵不绝"的。如各类炎症，外阴和阴道炎、前庭大腺感染、子宫内膜炎、附件炎、膀胱炎等；子宫肌瘤、盆腔肿瘤导致盆腔充血。这些女性除了性爱疼痛，还会出现月经紊乱、白带异常。

对于围绝经期女性，由于卵巢功能的衰退导致雌激素水平低下，阴道黏膜变薄、分泌物减少，也会出现性交痛，这也不能忽视，应适当调理以维持性生活。

切除子宫不失"性趣"

很多女性由于疾病的缘故，不得不接受子宫切除术。对于手术，患者常有种种忧虑，而担心影响夫妻性生活者较多。其实这种担心是多余的。

首先，子宫切除手术并不累及阴道，也不涉及性腺卵巢，不会影响患者女性特征及性功能。切除子宫影响怀孕，但不影响患者体内的雌性激素分泌，因为激素是由卵巢分泌的。

子宫是女性重要的生殖器官，它是产生月经和孕育胎儿的重要场所，又是妇科疾病的好发部位。在妇科门诊，与子宫有关的疾病大约占妇科疾病的50%，即每两个妇科病人中，就有一人是子宫出了问题。

如果因病切除子宫，只要卵巢还继续保留，身体就会继续分泌与性活动有关的激素与体液，阴蒂仍能感受到性的刺激，仍能达到性的高潮，不会影响夫妻性生活的快感。再者，女人的形体及性征的保持也是雌激素在起主导作用。雌激素分泌不减少，女性的第二性征就不会改变，其魅力还可能因为去除了病痛，而焕发出妩媚的风采。

手术时医生会根据子宫的病变情况及性质，参照患者的年龄，来决定是行全子宫切除还是行次全子宫切除。全子宫摘除术后，相对来说，阴道是短了些，但是，阴道有很多褶皱，伸展性很大，弹性极强，并不会因为短了些而造成性交障碍，更不会影响夫妻性生活的快感。

大凡因子宫切除术而影响性生活的女性，均对子宫与女性性角色的关系有诸多误解，术后往往会出现"女性性角色"的失落感，产生了一系列的心理障碍，如性欲降低、性感缺乏，害怕、回避甚至厌恶正常的性生活，进而出现了性冷淡、阴道痉挛等心因性性功能疾患。另一方面，如果患者的丈夫以为切除子宫降低

性健康了才健康

了妻子的性欲或失去了女性的特点，那么他就可能有意无意地回避同妻子的性生活。这种误解同样影响夫妻性生活和谐。

可见，做子宫切除术的患者应消除顾虑，术后身体康复三个月之后，仍然可以也应该继续保持和谐的性生活。即使同时切除了卵巢的患者，也应在医生的指导下通过服药来补充外源性雌激素或者采取局部的相应措施，保持适当的性生活。

切除子宫不会加速女性衰老

我们知道，决定女性生理特征的不是子宫，而是性激素（也叫性荷尔蒙）。女性体内的性激素有三种，即雌激素、孕激素和雄激素，前两种激素来自于卵巢的分泌，后一种激素主要是由肾上腺皮质合成的，由卵巢分泌的量较少。而促进女性第二性征与生殖器官发育及其功能的是雌激素。虽然子宫是女性特有的生殖器官，但子宫的功能并不能分泌性激素，而是在相应激素的作用下产生月经、孕育胎儿。子宫切除后，虽然不再有月经来潮，丧失了孕育胎儿的能力，但只要卵巢依然存在，就能分泌雌激素和孕激素，所以，即使子宫切除了，其体内性激素的水平与术前比较也不会有明显的改变。

一些女性做了子宫切除手术后，出现了毛发干涩、皱纹增多、精神委靡、烦躁、易激动等现象。但这种情况只是机体对子宫切除手术的一种应激反应，是手术给患者带来的生理与心理上的强烈刺激造成的。这些变化通常经过一段时间的自我调节和适当的药物治疗后，便可得到缓解或消除。

切除子宫不会影响性快感

在正常的夫妻性生活中，女性的性反应主要表现在乳房、阴蒂和小阴唇等部位。而阴道的前 1/3 处是性交的主要部位。出现性兴奋时，阴道的兴奋可带动子宫的反应，使子宫出现上升趋势，导致子宫颈的阴道部分与阴道口拉开距离，使阴道壁扩张。如果是实施完全性子宫切除手术，阴道内原有的四个穹窿会消失，使阴道比术前狭小、缩短，阴道的上部会因子宫切除而成为盲端。但是性交的主要部位（阴道）及其原来的结构并没有发生改变，而且阴道中许多皱襞有极好的伸展性，其空间和长度可随阴茎的大小而发生变化，所以，在性生活中男女双方都不会产生不适。

子宫的切除与阴道液体的分泌及润滑并无直接联系。正常女性的阴道润滑液是阴道黏膜和宫颈腺体产生的渗出物和分泌物，并与体内雌激素水平的高低有关。子宫虽然被切除了，但并没有破坏卵巢的功能，也不会影响阴道的分泌功能。在性兴奋过程中，前庭大腺仍可分泌出相应的液体，起到应有的润滑作用，所以一般不会发生性交困难的现象。

月经量多少才正常

月经周期以 28 天来计算，但有个体差异，提前或延后一周是正常的。但如果超过 10 天偶尔一次不作为病态考虑，经常这样就是月经不调，要去做妇科检查，尤其是育龄妇女。检查内容包括全面的 B 超妇科检查和激素水平检查。造成月经不调的原因很多，如做过人流，可能是因为宫腔粘连，有必要进行宫腔镜检查。口服避孕药如果出现漏服或误服，也会出现月经不调问题。

说到月经量，正常女性一次月经量大约 50～80 毫升。经量少的原因有可能是内分泌雌激素不够，或子宫内膜厚度的问题，子宫内膜厚度不够可能会影响生育，建议去医院做全面的检查。

月经量少影响生育吗

女性有无生育能力，主要在于她有无完善的神经内分泌系统和健全的生殖器官，尤其是女性的卵巢是否发育正常。而月经的多少，不但取决于上述这些生理基础，还与心理、外界环境、生活起居习惯等多种因素有紧密联系。

有的女性月经量偏少，但只要卵巢的排卵功能和分泌女性激素功能均在正常范围内，就具有生育能力。有的女性月经量过少，是由于全身消耗性疾病如结核、贫血等，或因精神因素紧张、抑郁，或劳累、环境改变等因素引起的。这其中有一定比例的女性完全可以生育。但如果是由于内分泌功能低下、肿瘤、子宫发育不全等疾病导致的月经过少，甚至闭经，不育可能则会大大增加。

所以，你要弄清自己是否有内分泌功能异常。如有，则可能影响生育，应积极对因治疗。

为何来月经前性欲强

月经前性欲较高，是正常现象。首先，在即将来月经时，女性的盆腔器官都处于半充血状态，而性兴奋时也会发生盆腔充血，它们在生理条件上已经处在一个兴奋状态了，这时只要稍微给一点性刺激就可能感觉很强。其次，这种局部的充血过程，对女性大脑的性中枢也有一个刺激作用。这时大脑就会联想到一些性活动，有性幻想，从而激发性欲。另外，来月经前，女性体内雄激素水平相对增高，这也是维持性欲最重要的物质基础。至于此时性爱不舒服，可能和个人心理有关。因为很多女性都担心这时会来月经，情绪上有些放不开，因而影响到性生活质量。其实，只要还没出血，这时过性生活是完全可以的。

月经期为什么会嗜睡

经行嗜睡是指妇女每遇行经前后，或适值经期，不分昼夜，时时欲睡，呼之能醒，醒后复又欲睡的病症。又称"经行多寐"、

"周期性睡眠过多症"等。有的妇女虽然忘记了来月经的日期，可她有经行嗜睡的特有症状，届时自然就知道月经又要来了。从临床上接触到的这些病人看，这种症状的出现与妇女的体质有一定关系。

经行嗜睡的妇女，平时要注意加强体育锻炼。在饮食上要少吃甜腻与高脂肪的食品。夏天可适量多吃一点西瓜，冬天可多吃一点甜萝卜，平时也可用赤小豆、薏米仁煮粥喝。一般说来，有经行嗜睡的妇女，只要在生活上注意，并按时在医生的指导下服用药物，都可以取得满意的治疗效果。

结婚1个月为何次次都"见红"

妻子出血的原因是因为处女膜残片引起的。处女膜是覆盖在阴道口的一层黏膜组织，它的形状、厚度及坚韧度因人而异，一般厚度为2毫米。一般来讲处女膜在第一次性生活时破裂，裂口可分散在多处，最多见的是位于处女膜的后半部，也可呈放射状排列。初次性生活时可伴有少量的出血和轻微的疼痛，俗称"见红"，是处女的标志。被撕裂的处女膜边缘往往很快结成瘢痕，形成若干分段的组织，破裂的处女膜伤口也会很快愈合，当再次性生活时就不会疼痛和出血了。

但有少数女子的处女膜先天性厚韧，并在基底部与阴道口黏膜互相移行，初次性生活后没能使处女膜完全撕裂到周边，只是部分撕裂，这样就会留下较大块的处女膜残片，过后会很快生长、修复，当再次同房时，原破损处便会再次发生撕裂，出现出血和疼痛的现象，这种情况可周而复始地出现，给新婚夫妇带来苦恼。

如果处女膜的残片较大，性生活时出血较多，且疼痛较为剧烈时，应及时到医院手术切除处女膜残片。

生育太晚畸形儿多

卵细胞是女性天生就有的，女性生育越迟，意味着卵子受到环境污染的影响越大，发生染色体异常的概率也就越高，产下畸形儿的可能性越多。

近年来，城市女性结婚年龄大于 30 岁，生育年龄大于 33 岁者，越来越多。在国外，30 岁就算高龄产妇，而在中国，35 岁才算是高龄。一般来说，高龄产妇的胎儿宫内发育迟缓和早产的可能性较大，不明原因的死胎也增多，先天性畸形率也相对增加。除此之外，高龄初产妇自然流产率增加了 3 倍，妊娠高血压综合征发病率约为年轻初产妇的 5 倍。

值得注意的是，晚婚晚育并不表示可以一味"晚"下去，因为孕妇年龄越大，细胞越老化，就越容易受到外界病毒的感染。此外，自出娘胎之后，女性体内的卵子就会不断受到环境的污染和影响。也就是说，分娩时间越迟卵子受到污染的影响会越大，质量会随之下降，更容易生下畸形儿。有统计显示，女性 25 ～ 29 岁生育，先天愚型胎儿的发生率为 0.11%。到了 30 ～ 35 岁，会增加到 0.26%；36 ～ 40 岁将上升到 0.56%。

丈夫血液帮助妻子怀孕

有一种不孕叫免疫性不孕。要想了解免疫性不孕，首先就要了解一下人类白细胞抗原（HLA），它是表达人类个体间不同特性的基因抗原。因为人类胚胎的形成过程，也是同种半移植的过程。胎儿中来自父亲的那一半基因抗原，对孕妇而言，属于外来异物，因而受到母体的排斥。在正常妊娠中，为对抗这种排斥，使胚胎得以继续生存，母体会产生一种保护性封闭抗体。而这种封闭抗体的产生，必须建立在夫妇双方 HLA 相容性小的条件下。

如果夫妇俩的 HLA 有多个位点相同，即 HLA 相容性过高，则来自丈夫的 HLA 抗原不能刺激妻子产生封闭抗体（即封闭抗体阴性），胚胎得不到有效保护，就会遭受母体血中自然杀伤细胞的攻击破坏，停止发育。

对这类不孕者，用丈夫的淋巴细胞（来自于丈夫血液）给妻子做免疫注射，可以使妻子产生封闭抗体，从而起到保胎作用，成功率可达 90% 以上。

子宫后位是否影响受孕

子宫后位受多种因素影响，如果不是疾病导致的，就不会影响受孕。

子宫在盆腔内的位置可分为前位子宫、中位子宫和后位子宫。正常子宫位置呈前倾位，宫体稍向前，宫颈则向下、向后。所谓"后位子宫"，即子宫的纵轴不变，整个子宫向后方倾倒。子宫后倾，主要出于以下原因：子宫先天发育不良，造成子宫韧带松弛，使子宫底部向后方或向左右两侧倾倒；多次施行人工流产，或人工流产后未能很好保养；子宫输卵管或卵巢发生炎症，导致子宫体和后方的直肠之间组织粘连，使子宫在牵引作用下脱离原来位置并向后倾倒。

因为炎症，如慢性盆腔炎引起的子宫位置固定未动，会影响受孕。子宫内膜异位症也存在这一问题。在这种情况下，需要先治疗相应的病症，才能受孕。针对以上情况，患者可以自行粗略判断，如疾病导致的子宫后位，多伴有痛经、深部性交痛等。

妊娠期性生活有讲究

◆ **妊娠早期节制性生活** 一般认为，在孕 12 周以前应节制性生活，其目的是防止流产。此期胎盘尚未长成，胚胎在子宫附着

"基础"很不牢固,夫妻间进行性生活时,可引起子宫收缩,容易发生流产。孕妇如有流产史,或发生过先兆流产的,更应禁止房事。

◆ 妊娠中期勿纵欲　据研究,孕妇在妊娠3～6个月时性欲增强,在孕期最后3个月时性欲降低。如果孕期身体健康,胎儿情况良好,在妊娠中期(4～7个月)可以过性生活。因为此期胎儿在子宫腔内已"根深蒂固",还受到羊膜腔的保护,性生活一般不会损伤子宫,更不会危害胎儿。但为了保险起见,性生活不可过频,动作要缓和。为避免孕妇腹部受压,宜采取后位或侧位为好。以免引起胎膜破裂,造成胎儿宫内窘迫或早产。

◆ 妊娠晚期禁止性生活　在妊娠32周以后应停止性生活。因为,此期的子宫口已稍有开放,且变松变软,过性生活容易将细菌带入产道,引起产时产后感染,加上子宫相当敏感,少数人因房事不当可致胎膜早破、胎盘早剥,易发生阴道或子宫内出血,严重者甚至造成胎死宫内的不幸悲剧。

分娩后阴道不会松弛

生孩子会给女人带来什么影响?皮肤变差、身材变形、乳房下垂等。然而,与这些外在的变化比起来,很多女人更担心"深层次"的问题——阴道松弛。所以,经常有刚生完孩子的女性要求医生做阴道缩紧手术。

难道产后阴道会松弛得厉害吗?这种担心多数与心理作用有关,这可能是女人产后对夫妻生活淡漠了,引起丈夫的抱怨而引出的担忧。通常只有在阴道前后壁膨出和子宫脱垂的情况下才需要手术,从医学角度来看,这才是真正的'阴道松弛'。自然分娩后,女性阴道因为被胎儿挤压,阴道明显扩张而肌肉弹性会有所减弱。但是,除了先天性构造松弛、有流产和多次分娩史,或是分娩时产程延长,因胎儿过大盆底组织损伤的女性之外,一般女性在第一次自然分娩后阴道就变得特别松弛者较少见。现在分娩多采用会阴侧切术，经过缝合，不但可以恢复原来的解剖结构，伤口也容易愈合，生育后一个半月即可进行性生活。况且，只要坚持适当的'提肛活动'，加强盆底、会阴肌肉的锻炼，阴道的弹性就会较快恢复。

产后首次性生活用点润滑剂

在妊娠和产后的一段时间里，夫妻间的性生活被迫停止了。等到妻子生完孩子，坐完月子，会阴的伤口愈合了，丈夫们开始蠢蠢欲动起来。本以为久违的性生活终于可以解禁了，可是，没想到有的妻子会因为产后第一次性生活出现剧烈疼痛，而不得不终止性事。

女性在产后的哺乳期，雌激素水平低下，阴道壁薄，弹性差，分泌物少，容易出现干涩；加之分娩时会阴侧切伤口尚未完全愈合，如果第一次性生活动作猛烈，就会对阴道造成损伤，有的还会造成伤口裂开，甚至大出血。

如果阴道干涩疼痛，丈夫一定不能强行性交。动作要轻柔缓和，节奏要放慢，准备时间要比以往更长一些，必要时用点润滑剂辅助性生活，疼痛就会缓解。

另外，女性一定要注意产后第一次性生活不能过早，一般情况下，应产后42天到医院检查身体恢复正常之后进行为宜。因为子宫口如果没有完全闭合，病菌就会乘虚而入，引起宫内感染，发生阴道炎、子宫内膜炎、输卵管炎、盆腔结缔组织炎及月经不调等妇科疾病。

妇科小手术后多久能行房

◆ 子宫颈息肉 手术前3天及术后2周应禁止同房，否则会引起上行性感染，导致子宫内膜炎的发生。

◆ 子宫颈活组织检查　一般手术后两周内禁止同房。若两周后仍有出血，则应在流血停止后1～2周才能同房。

◆ 重度子宫颈糜烂　术后2个月内应禁止房事，避免痂膜脱落，造成出血而感染。

◆ 巴氏腺囊肿　术后3～4周内禁止房事，利于伤口早日愈合，避免再次感染。

◆ 子宫输卵管碘油造影术　术前3天及术后1个月内应禁房事，以预防附件炎的发生。

◆ 诊断性刮宫术　简称为"诊刮"。术前3天和术后1个月内均应禁止同房，预防宫腔感染。

◆ 人工流产　人流前3天及人流后1个月内不能同房，防止发生盆腔炎。

◆ 怀孕　孕期性生活与优生息息相关。怀孕的最初12周为孕早期，此时最好暂停性生活，以免发生流产；怀孕的最后12周为孕晚期，此时也应避免房事，以免发生早产及产褥感染。

流产后多久能同房

一般情况下，人工流产后两周恶露便干净了，但要等一个月后才能恢复性生活。这不仅是因为人工流产后，人的心理状态和体力需要一个恢复的过程，更重要的是子宫、卵巢等性生殖器官需要一个充分的修复与调整阶段。

人流术后没了"性趣"怎么办

人工流产一般不会引起性兴奋减退。影响性欲的因素很多，除了疾病和某些药物外，精神状态也是重要因素，而且是最常见的原因。人流后，手术留下的痛苦阴影，会抑制大脑的性兴奋中枢，减弱性冲动的传递，因而产生性兴奋的抑制。

性心理因素引起的性欲下降，是暂时性的，如果夫妻间互相体贴、理解，解除了对人流的恐惧心理，和谐、愉快的性生活是可以恢复的。

人流术后为何闭经

女性妊娠后身体会发生一系列的变化，如卵巢停止排卵，黄体持续存在，子宫内膜不再呈周期性变化，体内激素的水平明显改变等。采用人工流产的方法刮除子宫内的胚芽，虽然妊娠被强行中断了，但体内激素水平及子宫卵巢仍需要一段时间才能复原，因此术后一般要一个月左右才能恢复月经来潮。但根据个人体质等差异，其间受体内外诸多因素的影响，部分女性可能会出现月经异常现象，如暂时性的闭经、经期后延、经期延长、周期长短不一等，有的需要2～3个月才能恢复正常。

出现人流后继发性闭经的原因可能是：人流时机体处于紧张、恐惧的应激状态，负面情绪扰乱了中枢神经与下丘脑的功能，从而影响内分泌的调节，使排卵功能障碍，卵泡发育受阻而闭经；人流时刮宫过度，以致子宫内膜在短期内不能完全修复好，结果出现闭经；人流后不到一个月就恢复性生活或坐盆沐浴，造成子宫内膜感染，导致宫腔粘连或闭锁而闭经；另外，短时期内多次做人流，严重损伤子宫内膜基底层，也会引起月经不调。

总之，暂时性闭经是一个程序化的诊疗过程，全身体质性治疗和心理学治疗在闭经中占重要地位。患者应定期复查，尤其要排除器质性病变，明确诊断后才能标本兼治。

流产后应立即避孕

人工流产对女性生殖健康影响很大，特别是重复流产的危害更为严重。有研究显示，在暂时性不孕患者中 88.2% 有人工流产史，而重复流产导致的不孕症发生率明显增加。

目前，仅 52.4% 流产后城市育龄妇女和 9.6% 农村妇女接受术后避孕指导，而多数流产后的女性不知道流产后会马上面临再次妊娠的风险。此时应立即采取有效避孕，避免反复人流。

流产后之所以强调立即避孕，是因为流产后两周内即可能再怀孕，导致短期内重复人流，会对身体造成极大伤害。从女性流产后生理特点来说，早期流产后排卵恢复极快，两周即可恢复排卵，因此，首次月经之前即可能再次妊娠。

那么，哪些避孕方法适合在流产后立即使用呢？现在可靠的避孕方法有很多，女性需要根据自身的具体情况来进行选择。目前比较常用的避孕方法有安全套、宫内节育器、短效口服避孕药等，其中安全套主要用于预防性传播疾病。这几种方法均可在流产后立即使用。但根据 WHO 的指南，安全套最好作为过渡手段或者防病用途；而人工流产后立即使用宫内节育器有一定的条件限制，如可疑感染、严重出血、贫血、生殖道损伤等情况均不能立即使用。相比较而言，短效口服避孕药更适于在流产后立即使用，且有利于流产后恢复，如减少出血、预防感染、促进内膜恢复、建立规律月经等。

重复流产易致不孕

由于未婚女性避孕观念不足，临床上重复流产的比率过高。提醒女性，请在流产前后接受专业医生咨询，避免流产半年后被迫重蹈覆辙。

重复流产主要指一年以内的重复流产。很多女性认为流产后身体有损伤，短期内不可能怀孕。实际上，流产后女性的生育能力迅速恢复，85% 的妇女恢复排卵，过早地开始性生活，且无避孕措施，就会因意外妊娠而再次被迫选择流产。

重复流产的手术风险很大，由于子宫已因上一次人流而变得较为脆弱，术中可能出血、子宫穿孔。更重要的是，重复流产让女性心理饱受压力，影响工作，单就身体而言，还会引起盆腔炎、月经失调、子宫内膜异位症、继发性不孕等。有些女性今后发生习惯性流产的风险大大增加。即使能正常妊娠，还会因胎盘粘连引发妊娠分娩并发症、产后大出血。

据调查，每 5 个怀孕女性就有 3 个选择了流产。尤其令人担忧的是，因意外怀孕而做人流的人有相当多是未婚女性和未成年少女，她们并不知道人工流产手术对身体的远期影响，甚至可能引发不孕。

女性运动谨防受伤

◆ 外阴创伤　运动中若不慎会损伤外阴部。如骑车训练，与自行车的横挡或任何其他硬东西（如平衡木等）相撞，容易发生外阴部血肿，严重者可伤及尿道、阴道，甚至盆腔。

◆ 卵巢破裂　剧烈运动、举重、腹部挤压碰撞都可能引起卵巢破裂，从而出现下腹部疼痛。卵巢破裂一般发生在月经周期的 10～18 天，其中 80% 为黄体或黄体囊肿破裂。

◆ 子宫内膜异位症　经期剧烈运动有可能使月经血从子宫逆流入盆腔，随经血逆流的子宫内膜碎片就可能种植在盆腔器官内。常见的是种植在卵巢上，形成内含咖啡色液体的囊肿，俗称"卵巢巧克力囊肿"。得了子宫内膜异位症后，患者常会出现渐进加剧的痛经，还可引起不孕。

停用性药影响性生活吗

常常化妆的女性可能会注意到，如果长期使用唇膏，嘴唇就会退化自我滋润的功能。同样，如果性功能正常，最好不要随便使用性药。性药促进兴奋,会促使身体对它产生依赖。有的夫妇想试试新花样,当然可以用,但是不要连续和长期使用。现在你们即使发现功能不如从前,知道这个原理,今后就不要以药助性了,身体可通过自我调节慢慢恢复。首先心情要放松,夫妇之间多交流和调情,并注意参加一些体育和娱乐活动,这样会重新唤回身体的感觉。

没有性生活为何患妇科病

有些大龄女性长期缺乏正常性生活,性压抑会导致其性功能的废用性萎缩,阴道分泌物减少或干燥,抗病能力下降,从而可能引起阴道感染性疾病、宫颈炎或盆腔炎等。目前虽没有确切证据或临床调查可以证明没有性生活和妇科病间的直接联系,在临床上经常会遇到一些中老年女性,因为长期没有性生活,在做妇科阴道检查时,如窥器和指诊,会比同龄妇女困难得多,她们的疼痛感也会更强。

此外,近年来乳腺疾病的高发人群也开始向年龄较大、未婚、没有生育的女性转移。这可能与其情感无处依托和宣泄,长期处于压抑状态有关。

女性长期没有性爱,背后有很多的原因。从接诊的患者来看,器质性疾病占到1/3,心理原因占到2/3。但女性因性生活不和谐而就医的却少之又少。这其中可能与很多女性不知道该上何处就诊有关。其实,有性方面疑惑或障碍的女性可去正规医院的妇科、性医学科等,进行咨询和诊疗。

性爱过频女性易患上尿路感染

性生活频繁可能引起女性的上尿路感染。

上尿路感染是一种很常见的疾病,而且绝大部分患者都是妇女。过去，人们对她们患病的原因不很了解，美国科学家解决了这一问题。研究小组选择了240名患上尿路感染及500名身体健康的年轻妇女做问卷调查。经过比较，他们发现性生活过度与上尿路感染之间有直接的关系。例如，频繁性交是上尿路感染最常见的致病因素。

调查显示，每周性生活超过3次的人较容易发生上尿路感染。一般来说，每周达4～5次，或每次性生活时间太长，都算在"过度"之列。过度性生活造成细菌侵入尿道甚至上行膀胱，导致大部分女性尿路感染。此外，其他性生活习惯，如经常更换性伴侣及使用杀精子避孕药等也容易引起尿路感染。

安全套可减少妇女盆腔疾病

盆腔疾病包括输卵管炎、卵巢炎、子宫周围炎及盆腔腹膜炎等，是已婚妇女易患的一类疾病。但如果他们的伴侣坚持使用安全套，则可使她们患复发性盆腔炎的概率大大减少。

妇女盆腔炎是一种生殖道感染，通常由不洁性交特别是性病等引起，如淋病奈瑟球菌或衣原体等细菌进入上生殖道造成盆腔炎症，甚至引起不孕。在美国，每年约有100万妇女感染盆腔炎，其中有10万人因此不孕。由于性生活时男方不注意生殖器卫生，也同样易使女性盆腔受到感染。而使用安全套则大不一样，可以有效地保护妇女远离这类疾病。调查表明，伴侣坚持使用安全套的妇女，比很少使用者，盆腔疾患感染率下降50%以上。

宫颈糜烂认识4误区

◆ 误区1 有性生活才会患宫颈糜烂。目前，宫颈糜烂的真正病因尚不清楚，一般认为宫颈局部机械性刺激或损伤，如分娩、人工流产或性生活过于频繁可造成不同程度的宫颈鳞状上

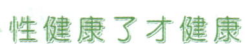

皮破坏，宫颈局部抵抗力降低，易引起宫颈炎症。但是，临床发现，没有性生活的女性，仍然存在宫颈糜烂，有时甚至是重度糜烂。没有性生活史，不等于不会发生宫颈糜烂。因此，对于未婚或无性生活的女性，如果有持续性白带增多，或伴有颜色、质地的改变，则应到妇科门诊就诊，以查明原因，及时治疗。

◆ 误区2　长期宫颈重度糜烂会癌变。许多患有宫颈糜烂的女性都担心是否会发生宫颈癌，认为宫颈糜烂越重，时间越长，越容易发生宫颈癌。理论上讲，宫颈糜烂是宫颈的鳞状上皮被柱状上皮取代所致，而非真正的糜烂。而宫颈癌是宫颈鳞状上皮发生异常增生，主要原因是高危型人乳头瘤病毒（HPV）感染所致。二者的发病因素和发病机制不同，病理变化也不同。因此，单纯的宫颈糜烂，如不合并HPV感染，并不会导致宫颈癌的发生。

◆ 误区3　宫颈糜烂治疗需阴道冲洗。宫颈糜烂并不是细菌感染引起的，如果应用消毒、杀菌、止痒、消炎类的洗液来冲洗阴道，可能会破坏阴道本身的保护屏障，不但对宫颈糜烂无益，而且可能引起阴道局部微环境改变，造成继发感染，因此，宫颈糜烂无需应用阴道局部冲洗液。

◆ 误区4　宫颈糜烂可治愈。目前，国内治疗宫颈糜烂应用最广泛的方法是物理治疗。通常认为物理治疗能够一次性治愈宫颈糜烂。实际上，在病因不清楚的情况下，无论何种保守治疗手段，都不可能完全永久地治愈宫颈糜烂。临床上，经常遇到宫颈糜烂物理治疗后，宫颈糜烂可能又出现了。究其原因，无论应用微波、电熨、激光或冷冻的方法，其原理均是破坏糜烂面的柱状上皮，使其坏死、结痂脱落，新生鳞状上皮长入，达到"治"。如果真正的病因不被祛除，宫颈糜烂就可能再次发生。

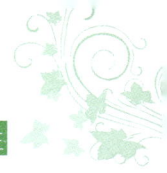

第三篇 关爱女性

有性生活后应定期做宫颈刮片检查

HPV（人乳头状瘤病毒）检查、宫颈刮片、病理组织切片是筛查和诊断宫颈癌的常用方法，其中宫颈刮片是筛查早期宫颈癌的主要检测手段。做好筛查的目的就是发现早期宫颈癌，宫颈病变在早期阶段进行治疗，可以阻断宫颈癌的发生。早期宫颈癌经治疗，5年生存率可达70%～80%，原位癌几乎可治愈。

HPV是引发宫颈癌的"危险分子"

我国是宫颈癌的高发地区，是世界上患病人数最多的国家。中国的患者约占全世界的1/4。

研究表明，持续性高危HPV感染是宫颈癌发生的危险因子，而性接触是传播这种病毒最主要的方式。所以，性生活活跃的人群，比如性伴多、性生活次数多，感染HPV机会就会增多。

另外，生殖道的机械损伤，比如妊娠、流产的次数多导致宫颈裂伤也是宫颈癌的诱因之一。

HPV广泛存在于人体中，比如外阴、包皮等，而性生活会轻而易举地将病毒携带至宫颈，导致病毒感染。不过，即使HPV检查为阳性，也不能表明就一定会发展为宫颈癌，据统计，在已有性生活的妇女中，约有20%的女性感染了HPV，但绝大多数妇女感染HPV后半年内可自行转阴，只有极少数发展为宫颈病变。

宫颈刮片检查很简单

目前筛查子宫颈癌最简便有效的方法是宫颈刮片，大部分女性体检也是使用这种方法来筛查早期宫颈癌。如果宫颈刮片没有问题并且高危型HPV检测阴性的话，5年内不必担心患上宫颈癌。

宫颈刮片是指从子宫颈部刮取少量细胞，置于载玻片或培养瓶中再制片,然后在显微镜下观察是否有异常细胞。通常采用巴氏分类,将结果分为5级,Ⅰ级或Ⅱ级,为正常涂片或合并阴道炎症。Ⅲ级,表明涂片中的可疑癌细胞有核异质改变,但不能确定,应复查,并根据情况在复查前做些必要处理(如抗炎、停用长期服用的避孕药等)。如果找到癌细胞(阳性),相当于巴氏Ⅳ～Ⅴ级,应做活检,根据病理检查结果决定进一步治疗方案。

生殖道炎症并非都与性生活有关

生殖道感染的患病率与年龄有很大关系,与性生活的方式也密切相关,性生活频繁并且多性伴的女性更容易发生生殖道感染。但是,生殖道感染不一定都和性接触有关。从来源上分,目前已知的生殖道感染包括3大类,即内源性感染、医源性感染和性传播感染。

1.内源性感染是指在正常情况下,存在于生殖道内(如阴道)的微生物由于某些因素的影响过度生长,打破了原有的菌群平衡,从而出现感染的症状。

2.医源性感染是指由于不卫生的或消毒不严的医疗操作过程引起的感染,例如消毒不严的上环、取环,人工流产等引起的子宫内膜炎、盆腔炎等。

3.性传播感染是指通过性行为传播引起的感染,包括淋病、尖锐湿疣、梅毒等。

生殖道炎症主要是白带增多、局部疼痛、烧灼感或瘙痒,会导致性生活困难,同时也会给患者造成心理压力。应该说,在炎症的急性期,适度减少性生活有利于患者的恢复,但这并不是说有了生殖道感染就不能过性生活了。

健康女性的阴道内呈弱酸性,可保护女性的阴道卫生,使致病菌不能在这种环境下繁殖。阴道内的乳酸杆菌产生乳酸类的物质，才使阴道呈酸性环境。如果在某些情况下，乳酸杆菌受到抑制，那么霉菌或其他细菌就会繁殖引发阴道炎。

有些女性由于生活习惯不科学，经常冲洗阴道会严重破坏阴道乳酸杆菌的定植，使阴道菌群紊乱，易导致细菌性阴道病。由于精液会诱发细菌性阴道病，使患者的白带发出异味，因此，患者常常觉得性生活加重了疾病。

这些疾病并不是性生活带来的。要治疗内源性疾病，生活方式的改变是首要的。要改掉经常冲洗阴道的坏毛病，保持自己私密处干燥，勤换内裤，不穿紧身内裤和瘦身内裤，尽量减少护垫的使用。在此同时，辅以适当的药物治疗，此疾病就会痊愈。

解读白带化验单

女性洞察白带的变化可以部分掌握自己的生殖健康，所以，最好去医院妇科做白带常规检查。那么，白带常规化验单上的三个项目分别代表什么意思呢？

pH：如果是 5～6，意味着你有阴道炎症。通常阴道内分泌物呈弱酸性，pH 表示阴道的酸碱度，正常值为 4.5，患有滴虫性或细菌性阴道炎时白带的 pH 上升，可大于 5～6。

阴道清洁度：Ⅰ～Ⅱ度属正常，Ⅲ度以上为异常白带，意味着有阴道炎症。

真菌与滴虫："+"号说明你可能感染了滴虫或真菌。

白带经过处理后在显微镜下可以根据其形态发现有无滴虫或真菌，如存在滴虫或真菌不论其数量多寡均用"+"来表示，但"+"这一符号只说明你感染了滴虫或真菌，并不说明你感染的严重程度。

性健康了才健康

 ## 阴道干涩年轻用润滑剂，更年期用雌激素

阴道润滑是性生活时女性必然出现的生理特征，既是性生活状态良好的表现，也是女性自我保护的一种反应。在润滑不足的情况下进行性生活，会使阴道黏膜损伤，导致性交疼痛。目前，能使阴道润滑的主要方法为使用雌激素和润滑剂，但不少女性由于对使用雌激素的盲目担心，而将润滑剂当做雌激素的替代品，这是不科学的。

女性出现阴道干涩的原因很多，与心理因素、器质性疾病或药物有关——如某些抗精神病的药物。单纯选用润滑剂，只能达到治标不治本的效果。对于阴道黏膜变薄而出现的阴道干涩，润滑剂虽能起到润滑作用，却无法消除性生活后疼痛，这时最好应用雌激素，使黏膜恢复到正常状态。

根据女性的具体需要选用雌激素和润滑剂。年轻女性雌激素水平多数正常，应首选润滑剂；而更年期和绝经期妇女则应首选雌激素。雌激素要在医生的指导下使用，润滑剂则在性生活前自行使用。对添加了抗生素、性激素等成分的润滑剂，由于可能会破坏身体自然环境，造成菌群失调，应慎用。

 ## 更年期女性为何"醋意"浓

进入更年期的女性，慢慢会出现头晕脑胀、精力不集中、食少寐差、肢体酸沉和脾气古怪等现象。这就是常说的"更年期综合征"。在这一系列的症状当中，她们自己和家人通常只看重躯体不适，而对脾气古怪以及由此衍生的多种心理不适不知所措。甚至不会把越来越浓的"醋意"与更年期联系起来，这对家庭和睦有极大的潜在危害。

由于更年期女性的内分泌逐渐紊乱，其中性激素紊乱会延迟到更年期结束。在这相当长的时间里，体内的多种改变会引起大脑皮层功能失调，从而表现出以交感神经应激性增高为主要特征的焦虑症候群。她们怕失去往日幸福的家庭，怕失去丈夫的爱。妻子整天疑神疑鬼地"监视"和"控制"丈夫，怕他有外遇，被那浓浓的"醋意"促发出许多令人啼笑皆非的言行。实际上，这是更年期女性特有的症状，很容易被误导到家庭纠纷、情感纠纷中，而忽视这一病症的具体存在。

更年期女性首先应自我调适心理，热爱家庭，相信丈夫。而此时的丈夫，不能因蒙"不白之冤"而以牙还牙，撒手不管。应该从心理上安抚、关照妻子，让浓浓真情驱走浓浓"醋意"。当然，对精神症状表现得严重者，应在医生指导下给予抗焦虑药物和调节内分泌药物治疗，以防"醋意"恶变而发生伤人或自伤事件。

妻子更年期丈夫学做"垃圾桶"

生活中，我们经常听到一些中年夫妻吵架时，丈夫会说一句："别理她，她更年期到了。"一方面表现出丈夫的无奈，另一方面也说明了女性更年期的"可怕"。

40岁左右的女性逐渐进入更年期，原本内向娇柔的人也变得爱发脾气，总想找茬。在躯体上，女性开始经常性的便秘或腹泻、胃痛、胸闷、失眠、多梦易醒。这时候丈夫应意识到爱人的更年期来了。

如何面对这种可怕时刻的到来呢？专家建议，作为丈夫切不可置之不理，否则会让老婆更火大，要学做"垃圾桶"，要耐心倾听老婆抱怨和倾诉，比吃药找医生还有效。在倾听时，最好不要随意打断她的"演讲"，让她一股脑地将不满发泄出来。为她提供一下可以倒苦水的环境，这能使女性更年期症状减轻很多。

当然，除了丈夫的理解外，女性自身的调节也极其重要。女性不妨写写日记，将自己的变化和不快记录下来；准备发火时，站在"肇事者"的立场想一想：那个找我麻烦的家伙搞不好也遇到了麻烦，他的日子也未必好过。

专家建议，即将进入更年期的女性要开始建立健康的生活方式，平常多听听音乐，走走舞步。报个健身班，瑜伽和普拉提都是不错的选择。

怎样才算是"早更"

女性一般自40岁左右开始进入更年期，即从生殖年龄向绝经期过渡，所以这个年龄出现更年期症状，应不算更年期提前。50岁前后，女性的卵巢功能彻底衰退，在此阶段，潮热、多汗、抑郁、焦虑、失眠等更年期综合征将使大多数女性受到困扰。再历经10～15年，骨代谢和心血管及脂代谢障碍等多种问题的折磨将会降临到多数女性面前。如果不重视，将会出现骨质疏松、泌尿生殖道萎缩等远期并发症，同时更年期也将为高血压、冠心病、糖尿病、肿瘤等老年病埋下隐患。绝经后妇女的心血管发病率比未绝经同年龄段的女性高2～6倍。

临床上发现，一些40岁左右的女性常自诉身心疲惫、体重攀升、烦躁失眠、月经紊乱等，以为是更年期到了，实际上可能是因为压力过大，生活不规律导致的暂时现象。

即使到了更年期也不要紧张，只要增强保健意识，感觉自己在"扛"的时候，不要"熬着"，及早就医就没有什么大不了的。

女性更年期快步走最好

女性到了更年期，身体就开始走下坡路。这时，不妨每天快走半小时，既能强身又能防病。

研究人员指出，中老年女性每天快走 45 分钟到 1 小时，那么其中风的概率可以减少 40%。每天快走 30～60 分钟，其预防中风的效果与慢跑、打网球、骑自行车等较激烈的快节奏运动是相同的。另外，这对预防糖尿病、骨质疏松以及某些癌症，都具有良好的效果。此外，快走对女性的体能要求较低，人们更容易坚持。

更年期心血管为何易损

女性到了更年期，体内的雌激素分泌水平开始迅速下降，并随之产生一系列生理变化，如内分泌失调、睡眠不好、情绪不稳定、烦躁不安等，血压也出现波动。雌激素水平显著降低还会造成代谢异常，包括脂肪代谢、糖代谢等，会出现心血管系统病变。此外，随着年龄的增长，血中甘油三脂、胆固醇水平会增高，使绝经后妇女心血管疾病发病率显而易见增高，因此，女性从更年期开始，罹患高血压、冠心病的概率显著增加，尤其是超重和肥胖的妇女更是如此，故不可掉以轻心。

大量的临床研究结果表明，更年期妇女尽早进行激素补充治疗（HRT），可以有效改善症状、提高生活质量，并可预防高血压、冠心病、骨质疏松等绝经后相关疾病的发生，因此，当出现更年期症状（月经紊乱、潮热、出汗等）后，应及时就诊。

支原体阳性是不是性病

由于性病的"名声"很不好，因此一般医生不会随意地给患者戴上性病这顶"帽子"。在我国，梅毒、淋病、艾滋病（人类获得性免疫缺陷综合征）为法定性病；非淋菌性尿道炎、生殖器疱疹、尖锐湿疣、软性下疳、性病性淋巴肉芽肿为检测性病。也就是说，在法律上，目前也就是这8种疾病才算得上是性病。其中，被列为检测性病的非淋菌性尿道炎，其病原体应为衣原体而不是支原体。因此，支原体阳性不是性病。另外，支原体阳性一般不需要输液、微波这些大动干戈的治疗方法，没有症状的支原体阳性完全可以不治疗。

双子宫不宜放节育环

先天性子宫畸形是放置宫内节育器（IUD）的禁忌证之一，对于双子宫，多数是不对称发育的，通常一个接近正常，另一个则过小，不适合放环。即使两个子宫都具备放环条件，也必须在B超下小心进行，操作风险较大。

目前的IUD大多和以往惰性环不一样，在体内同时放置两个IUD会发生经期延长、经量增多、盆腔炎等，或者使子宫收缩加强，容易导致环位改变甚至脱落。所以，一般不主张双子宫妇女上双环节育。

现在的避孕方法比较多，如安全套、长效避孕药、皮下埋植等都是高效可靠的。这类女性可结合自身的具体情况，选择合适的避孕方法。

为老公的性"充电"

◆ 让丈夫有充足的睡眠　激情之后，也许你还渴望一个缠绵温情的"后缀"。但为了他长久的健康，放弃这个要求是你值得付出的牺牲。美国生理学家曾经做过大量的调查，发现睡眠充足的男性勃起和坚持的时间，比长期睡眠不足的男性更长一些。

◆ 尽量让丈夫步行　因为时间紧张和工作繁忙，越来越多的男性变成了"乘车一族"，有时短短的半站路也不愿举步前往。

而一项医学研究发现，那些勤于步行的男人，其勃起障碍的发生率只是惯于久坐男人的一半，因此妻子不妨让丈夫尽量步行，如果能经常爬楼梯也是不错的选择。

◆ 关注丈夫血糖水平　意大利专家一项研究表明，患有糖尿病的男人，其勃起功能发生障碍的概率要比血糖水平正常的男人高出70%，因此，妻子要密切注意丈夫的血糖水平，尤其当他出现不明原因的消瘦和身上的溃疡持久不愈时，要督促他尽快去医院检查。当然，每年查一次血糖也是非常必要的。

◆ 帮助丈夫减压　紧张的工作节奏和激烈的社会竞争，使男性常处于极大的心理压力之中，同时，他的"性趣"也会受到压抑，甚至对自己失去信心。妻子要充当他的"减压师"，让他在下班后迅速地放松自己，例如做些文体活动、娱乐活动，或者洗个热水澡等。

◆ 多给丈夫准备低脂食物　繁忙的工作使许多男性选择快餐来应付，而快餐的通病是高脂肪、高热量。因此，妻子不妨有意识地多给他吃低脂食品，如鱼、虾、笋、绿叶蔬菜、萝卜、低脂或脱脂牛奶，各种水果等。若他中午在外不得不吃快餐的话，不妨在他的包里装上一个苹果或一杯低脂酸奶。

让老公吃出性健康

◆ 常吃鱼，多补钙，水果蔬菜更可爱　鱼类等水产品，尤其是海产品所含的有害脂肪少，有益成分多，能增强人体免疫功能。杏仁豆浆（豆制品）、奶制品、绿色蔬菜含有较多的钙，可以改善人体免疫功能，促进骨骼和肌肉的发育，并防止脱钙。蔬菜水果含有大量的维生素和矿物质，有益于男性健康。

◆ 少盐、少糖　食用较多的盐容易患高血压和心脏病，对患有慢性肾病和肝病的中年男性也十分有害。糖摄入过多容易增加体重，加重人体负担，并因此而诱发高血脂、动脉硬化、糖尿病等疾病。

◆ 远离辛辣食物　不进食或少进食辣椒、不酗酒、远离咖啡因，因为辛辣食物能够刺激男性生殖器官，经常食用辛辣食物，容易诱发生殖器官疾病。

◆ 增加抗氧化剂　血管硬化、慢性前列腺炎以及许多疾病的发生都与氧化应激作用有关。抗氧化剂，尤其是维生素E和C，能够减轻氧化自由基对组织细胞和血管系统的损伤，有助于各类疾病的预防和防止疾病复发，对于各种疾病造成氧化损伤的修复也具有重要作用，并可以保护健康男人的组织器官。蛋白质需适量。有些人以为，由于男性在性生活中要射精，所以，消耗的蛋白质多，需要大量补充蛋白质。实际上，只有一小部分从事高强度体育运动的男子才需要额外补充蛋白质，绝大多数男性并不需要额外补充蛋白质，否则会增加肾负担，反而不利于身体健康。

◆ 关注微量元素锌　锌在体内是多种酶类的活性成分，能调整免疫功能，增强前列腺的抗感染能力。男性锌摄入不足时，前列腺对炎症的抗感染能力下降，容易发生细菌感染。而适当注意通过饮食补充锌元素，能增强前列腺的抗感染能力。

◆ 备一个"温情水杯"　许多男性忙于工作，有时一整天都不进食或不饮水。饮水减少，必然会使尿液浓缩，排尿次数减少，这样，尿液中的有害物质就对人体造成不良影响，并容易形成泌尿系结石。此外，前列腺炎的发生也与尿液反流至前列腺内有关。每天饮用两升开水或茶水，可以充分清洗尿道，对生殖系统的健康保健很有好处。

第四篇
中老年"性福"

性健康了才健康

50岁男人性满意度比30岁高

据英国科学家进行的一项最新调查显示,50多岁的男性对性生活的满意度要高于30多岁的男性。

这次调查得出如下结论:男性的性功能(性冲动、勃起、射精)随着年龄的增长而衰退;男性的性满意度在20多岁时达到最高峰;男性在50多岁时的性满意度位居第二。简而言之,男性的性满意度在鼎盛时期过后仍能够持续很长时间。这次调查结果表明,尽管男性的功能会随着年龄的增长而逐渐衰退,但这并不代表他们对性生活的满意程度也会随之降低。

男性的年龄与性功能有着十分密切的联系,但与性满意度之间却没有必然联系。

中年夫妇应热忱接纳即兴做爱

中年夫妻因子女多已自立,故在性生活的时间和空间上比年轻夫妇具有更多的优势,因此,即兴做爱的机会也更多。例如:当一方目睹另一方正在洗浴、更衣或化妆梳理时,也许会立即引起性的激情和冲动,从而过去抚摸、亲吻另一方,这时做爱会更具有浪漫色彩。

倘若夫妇俩都善于对待即兴做爱,往往可以享受一次意外的幸福,倘若处理不当,会像给对方火热的心中浇了一盆冷水,会给其性功能带来不利影响。

对于配偶表现出来的即兴做爱的要求,应当热忱接纳,完全没有理由拒之千里之外。即兴做爱是配偶心中爱的表达,对这种爱的信号,应迅速地作出反应,表示非常欣赏。相互拥抱,或认真地给对方一个吻,双方都会由此而感到非常融洽和恩爱。中年人的即兴做爱并非意味着一定要性交,而是为了情感的交流,激发更有情趣的性爱生活。

中年夫妻不必为欲望降低而忧愁

随着年龄增长,性欲望的下降常令夫妻有些心慌。步入中年,他们的感情和性生活都很令人满意。然而,妻子最近发现,夫妻两人的性欲望都出现了下滑的趋势,不仅性生活次数减少,每次的感觉也不如以前。有时,爱抚过后会跳过性生活,不约而同地睡去。

担心性欲下降影响夫妻感情,为了能改变这种情况,她开始给丈夫加强营养,自己也开始注意修饰。但这种努力收效并不明显。

其实,这顾虑是不必要的,因为,如果因为欲望被压抑而没有性活动,是会影响感情的,但如果是本身欲望不强而没有性活动,并不会因此而影响感情。

人的生命中不可能永远性欲勃发,顺其自然最好,没有欲求的时候强行制造出欲求来,那才非常难受,甚至也会影响感情。

对于已经结婚十年,步入中年的夫妻来讲,性应该早不再是感情生活中一个最重要的内容了。日常生活中相濡以沫的默契,对于感情来说才是最重要的。所以不要认为单纯因为性欲望下降就会影响夫妻感情。

中年夫妻试试分床睡

现实生活中,许多中年夫妻都曾有这样的经历;当性爱变成左手摸右手时,激情不再,性生活变得枯燥乏味。其实这是中年夫妻性欲降温的自然现象。

美国性专家说:"不要把这种情况想象得有多么可怕,你应该找找原因，是什么原因使你对性不感兴趣的。"还说："有时分床睡能够一起重新激活性的火药。我认识很多夫妇就是这样，这甚至会打破单调的常规性的东西，让夫妻渴望新的性生活。"

随着中年夫妻体内激素水平的下降，大都会出现这样的性低潮期，此时试试分床睡，可以创造一种小别胜新婚的感觉。

分居久了性能力会降低吗

常有人说性能力是"用进废退"，但这一结论不一定成立。因为在器质性方面，女性不会因为一小段时间缺乏性生活，而出现性能力下降；男性每天晚上都会有自然勃起，这是一种自我锻炼，因此，也不会存在性能力下降的问题。

不过，感情确实需要性来维持。很长一段时间没见面，熟悉的人就会变得不再熟悉，物是人非，伊人不再。长期没有性生活容易导致焦虑、烦躁、寂寞，自制力不好的还可能出轨。至于多久没性生活会影响夫妻间的性生活，取决于双方感情的深度和处理问题的方法。

建议分居两地的夫妻经常打电话沟通，有条件者最好两个月见一次面。久别重逢后，应给彼此一段时间磨合，要表达爱情而不是诉苦。这能降低夫妻因长期分居而出现的淡漠，也能让彼此的身体重新熟悉。

夫妻同床不要勉强

不论在东方还是西方，夫妻分床睡都被认为是错误的。但日前英国科学家提出，人们对此无需忍耐，应当在出现健康问题之前及时地与伴侣沟通。有研究者发现，人们在睡觉时的翻身、打鼾、磨牙等行为都会干扰另一半的睡眠。数据显示，同床共枕的夫妻要比分床睡的夫妻所遭到的睡眠干扰多50%。久而久之，不仅会带来诸如睡眠不足、心脏病、抑郁症等问题，而且还会让夫妻关系变得紧张乃至离婚。

专家表示，睡眠是一件自私的事，没有人能与他人分享睡眠。如果睡眠质量较差，那么就应该采取一些行动，而不是单纯忍耐。

老年性事亦在"心"

一项关于老年人性问题的调查资料显示，在60岁以上的老年人中，有近40%出现性淡漠，甚至丧失性能力，过早地关闭了"性福"的大门。

究其原因，并非身体老化、性激素减少或疾病所致，而是属于不正常的心理老化。正所谓心老性早衰。

诚然，老年人因性激素下降，生殖器官衰退，性生活会呈现自身的特点。比如，老年男性的阴茎挺而不坚，女性阴道分泌物减少，变得干涩等，性生活中不会有年轻人那样强烈的生理感受。因而，老年人如何进行直接性交，应侧重于心理感受。就男性而言，性动作宜缓慢，不追求每次都要射精。事实上，老年人性交次数应多于射精次数。女性配偶不要因此责怪丈夫"无能"，应与丈夫密切配合，以达到心灵的沟通和精神的愉悦。

晚年"性福"不丢人

62岁的M先生因为排尿困难去医院就诊，经过各项检查，发现他并无特殊的器质性病变。医生详细询问他的夫妻生活，得知他早已停止了性生活。M先生认为，人过60岁之后，各种器官的功能都会随着年龄的增长而衰退。所以，虽然他还有性欲望，但却时时压抑自己，怕造成身体损伤。另外，他还觉得自己岁数大了，若再贪恋"性福"，叫晚辈知道了抬不起头来。

像 M 先生这样由于受传统观念和世俗偏见影响，而压抑了性行为的人很常见。其实，这种压抑不仅不利于身体健康，还会带来不良后果。比如，长期压抑性生活会使前列腺增生更严重。此外，过分的压抑还会导致睾丸功能、脑垂体的促性腺功能下降，雄性激素分泌减少，加速衰老。

在中国人的养生观念中，欲是和寿相关联的，纵欲折寿，节欲则增寿，这应该说是有一定道理的，但是节欲不等于禁欲。追求晚年的"性福"，是理所应当的事情，一点也不丢人。

"性不老"的秘密

在美国 3/4 以上的老年人仍过着性生活。而 1/6 的人随年龄增长对性生活更感兴趣。那么，为何众多人士担心年老之后的性能力呢？究其原因，很多人是因缺少有关知识，而并非身体问题。下面的几条"性不老"秘密，是美国性学专家研究所得，将有助你获得更美满的夫妻生活。

大多数长久夫妻不会厌倦性生活。在夫妇都忙于事业和孩子的年月，性生活变得程序化，易使人感到单调乏味。但研究表明，性生活频率和令人满意的程度在孩子们长大离家后开始上升。而且，夫妇越是恩爱和谐，性生活也越美满如意。

男人的性能力在达到顶峰之后的几十年中，不会很快衰退。男人的射精能力在 50 岁无明显下降，而在 50 岁之后，虽然射精时间推迟，但却更容易获得性满足。男人的性交时间将延长，在达到高潮前有较长时间使双方获得满意。

绝经之后，大多数女人并没有丧失对性的兴趣。女人绝经后会丧失性生活兴趣的说法是种误解。研究表明，65 岁以上的女人性生活频率有所上升。而且，这时女人更乐于充当主动者，这对男人是种"解放"。但绝经后的女人阴道较干涩,这可借助于使用某些水溶性润滑剂来解决。

大多数老年妇女不会丧失获得性高潮的能力。年龄不会成为女人达到性高潮的障碍,绝经后女人同样可能在一次性交中有几次性高潮。有的女人还发现,随着雌激素水平下降,反而更容易获得性高潮。

晚年性生活有益健康。性生活对于老年人是一种强度适宜的运动,有助于保持身体的健康功能。从心理学上来说,性生活还可消除压力,提高自尊,增强信心,防止老年抑郁症。

阳痿并非不可避免,即使发生阳痿,也可医治。如果你发生阳痿,应及时去看医生。但不必过于担忧。因为性生活并非总得有完全勃起,只要有足够的精神、肉体的刺激,男人同样感觉很好。不论你年龄多大,都有能力享受性生活。大家都知道"用进废退"的道理,性生活也一样。保持健康的性生活,可延缓衰老引起的某些生理变化。

测测你是否"老化"

美国性专家认为:男性在老化的同时睾酮的含量会降低,从而造成了认知功能、体力、肌力、骨骼密度和性欲等的降低。为此,设计了一份简单的问卷,作为睾酮不足的筛查:

1. 你是否出现性欲降低?
2. 你是否缺乏活力?
3. 你是否存在体力不足,同时也伴耐力不足?
4. 你的身高是否比原来降低了?
5. 你是否发现自己"享受生活"的感受不如从前?
6. 你是否感到沮丧或脾气变坏?
7. 你勃起时的硬度是否无法与过去同日而语?
8. 你最近是否感到体力差很多?

9. 你吃完晚餐后是否有昏昏欲睡之感？

10. 最近，你的工作绩效是否每况愈下？

如果第1或第7题，你的回答为"是"，或是有任何3个问题的回答为"是"，那么你应该进一步接受睾酮水平的检查，以便排除男性更年期。

老不老看"角度"

性衰老的个体差异很大，有人50岁或60岁就完全停止性生活，而有的80岁还有很强的性欲。

男性性老化的主要原因是由于睾丸出现退行性变化，随后引起下丘脑、垂体、肾上腺和性功能也发生变化。

你可以观察自己几个月以来是否需要较长的时间和增加对生殖器的直接刺激才能勃起；性生活频率是否也减少了；曾经爱看美女的兴趣是否变得索然无味了。你还可以观察自己阴茎勃起角度是否降低，50岁以前的男人比25岁时阴茎勃起角度略低是正常的，但感觉低得明显时，则说明是衰老过度了。

推迟性衰退，可以在主观上有意识地做适当努力，保养得好，则会推迟"性衰老"的到来。要注意外表的年轻化，老年人追求年轻的情绪，会使机体也随之年轻。还要保持有规律的性生活，这样有助于体内性腺激素的分泌，维护和保持性功能。

需要注意的是，步入中年特别是步入老年之后，不要狭义地看待性爱，而应多关注感情交流，夫妻间的依恋、温存、爱抚。可适当多吃些海味类食物，因海味含"锌"多，对于增强性欲是有益的。

爬楼梯可测试老人性体能

步入老年之后，的确会出现性功能减退现象，所以，老年人对性事要顺其自然、量力而行,既不要逞强好胜不服老,也不需要压抑。

老年人有适量的性生活对身体有好处,但没有性欲望,也不需要强求,不过前提是这方面能与老伴达成一致,否则一方有需求而一方没有,很容易引起夫妻间的矛盾。出现这种情况可以求助医生,对老年人过幸福和谐的晚年生活很重要。

对于有慢性疾病的老年男性,只要病情稳定,在专科医生的指导下完全可以过性生活,而且还能缓解一些老年性疾病症状。

此外,老年人过性生活还涉及体能问题,要测试自己的体能是否适合,有一个很简单的方法:以每分钟 70～90 步的速度爬楼梯,如果上两层楼之后,没有气喘吁吁或出很多汗,那说明,你的体力完全能够胜任性生活。

性爱点染夕阳美

生活中,很多人把老年人的性活动当成"老不正经"。还有不少人认为,老年人过性生活对身体有害,会失精折寿等。这些传统观念的压力,加上生理功能的逐渐衰退,使许多老年人自觉不自觉地放弃了"性福"的权利。

其实,正常情况下,八九十岁的老年人在生理上仍有性欲望,在心理上仍需要性爱抚,性生活中还能保持相当的能力。现代医学认为,不论什么年龄,只要是正常适度的性生活,失去的精液会及时得到补充,只有恣情纵欲、性生活过频才会伤身体。

"用进"是保持活力的自然法则

老年人保持正常的性生活与保持消化、心血管和呼吸系统功能一样重要。因为人是一个整体,任何一个系统或器官长期不使用,功能都会衰退,从而导致整个机体的衰老,这是"用进废

性健康了才健康

退"的自然法则。正常的、有规律的性生活,可以使人精力充沛、精神愉快,对生活充满信心,从而把神经系统功能调节到最佳状态。

正常性生活是身心健康的体现

美国心理学家发现,性功能正常的人如果较长时间不过性生活,性压抑会使体内的白细胞明显减少,人的免疫系统功能降低。老年人性格扭曲,变得怪癖、情暴、不近人情,严重的还可诱发精神疾病。

对于女性来说,性生活能刺激卵巢排出较多的雌激素,使妇女皮肤更柔嫩润滑而且有光泽,头发更加油亮,性格开朗,精神饱满。正常的性生活,还有助于减少阴道干涩不适,减少老年性阴道炎和乳腺癌的发生。男性的精液中有一种可与青霉素媲美的抗菌蛋白质——精液胞浆素,这种物质能消灭葡萄球菌、链球菌等致病菌,且无副作用,因此,合理的性生活,能促使男性的精液有规律地滋润阴道而起到消毒杀菌作用,可以防止许多妇科疾病的发生。

对于男性来说,性生活能把血流量、神经细胞的兴奋度以及心理功能调节到最佳状态,从而保证精力充沛、抗病能力提高,减少前列腺炎、前列腺增生、精囊炎和前列腺癌的发生。

中老年人别拒绝"打情骂俏"

事实证明,结婚以后,若能将婚前热恋时的那种激情带进围城,婚姻一定会美满。充满幽默感的打情骂俏,对中老年人来说非常重要,它不仅仅是年轻人的专利。

◆ **给你惊喜** 做些你配偶意想不到并能显示出你一直惦记着对方的事。曾有一位妇女记住这样一件事:一个春天的早上,她醒来时惊喜地发现,床头有一朵鲜艳的玫瑰花,这是她家花园里开放的第一朵玫瑰花,丈夫采来送给了她。俗话说,对女人要哄,对男人要温柔。小两口吵架,哪怕是女的一个娇笑,或一个妩媚的动作,任男子有再大的火也能烟消云散;同样,假如你在妻子的生日或是情人节送她一枝玫瑰花,或是生日卡,她定会心花怒放。

◆ 信息共享　许多夫妻结婚前有说不完的话,天南海北信息灵通得很,有趣的事儿也特别多,常常逗得对方开怀大笑。但结婚以后,笑声越来越少,他们忽视了玩笑可以充实夫妻间的真爱和激情。其实,夫妻可以记住白天听到的有趣的事儿,或是小笑话,晚上讲给对方听,经常分享笑话的夫妻,生活更幸福。

◆ 幽默的戏谑　俗话说,打是亲,骂是爱。夫妻生活最怕死水一潭,有时候用一些无恶意的戏虐的语言说出我仍深爱着你,比平常的语言表达要好得多。

◆ 让性生活充满情爱　婚后的性生活往往陷入"例行公事",或程式化的可能性比较大。这也是达不到性和谐的一个重要原因。除了改变性生活方式外,性生活的情趣也是一个重要的方面,动人的爱抚,涉及性方面含蓄的谈吐,也能增加内心的愉悦,很容易使对方达到性高潮。

夫妻生活不能在沉默中度过,否则就会感到单调、乏味甚至麻木。平时没事陪妻子散散步,或逛逛公园,外出旅游,或在家中办一个烛光晚餐,都可以增加无穷的乐趣,使夫妻生活过得有滋有味。

肌肤相亲缓衰老

看过电影《泰坦尼克号》的人一定不会忘记这样一个镜头:巨轮在不断下沉,舷窗里,一对白发苍苍的老夫妇相拥而卧,执手相看,平静地等待海水漫满舱房……这幅相濡以沫的画面感人至深,丝毫不逊于年轻主角的生死恋情。

古人常说"少年夫妻老来伴",很多人觉得年龄大了,夫妻间的感情日趋平淡，仍然沉湎于房事未免有失端庄，因而逐渐荒废甚至停止了性生活。其实，这是不可取的。压抑性冲动、中止性生活，对老年夫妻情感的维系有一定影响，还会增加老人孤寂冷清之感，不利于身心健康。

　　上了年纪，性生活也许不能再像以前那样激情澎湃，但也可以如涓涓细流。如果说年轻时的性爱如烈酒，让人如痴如醉；老年人性爱便是香茗，慢慢品味也能沁人心脾。而时常爱抚和亲吻，就如杯底翩然泛起的茶叶，显得至关重要。因而老年夫妻不仅应保持同床共枕的习惯，还要时时不忘给予温柔的抚摸、临睡前一吻等亲密行为，智慧调整性生活的频率和方式。由于性能力的下降是一个缓慢减弱的过程，且又有用进废退的特点，如有需求，身体健康的老人每周安排一次性生活也未尝不可。天天耳鬓厮磨，加强对皮肤和感官的刺激，既能增强抵抗力，延缓衰老，还能使夫妻关系更融洽恩爱，避免老人走向孤独。

　　爱抚不应仅局限于双方的性器官，最好能亲吻抚摸对方的全身。轻轻拂过爱人的额头、双颊、臂膀，都是不错的选择。这些部位虽然未必能唤起性欲，但温暖的感觉却能令人柔肠百转。或许当年光洁的额头已刻上深深的皱纹，闪闪的明眸蒙上云翳，纤纤素手已变得枯瘦干硬，但每一次深情抚摸，都能让人回忆起那些共同走过的岁月。

　　性爱并不是中青年人的"专利"，在人们健康的一生中，它始终如影随形。每个老年人都应牢记，性爱可以是晨起时的微笑一吻，是夜半时的喁喁私语，是午后阳光下的相互按摩，也可以是落日余晖里相偎的身影。

老人性爱贵在坚持

　　有人说老年人的性生活，就像沙漠中的清水，属于"稀缺品"。性学专家认为，性生活可以维持终身，即使到了老年，都应该"坚持"。

当然，具体情况要根据年龄、健康状况、对性的需要和夫妻间的相互关系而定。因为性爱不是个体所能完成的，性爱的频率应遵循"第二天不疲倦"原则。一般来说，一个月一两次是合适且没有问题的。然而，现实生活中，人们往往是上了年纪，就没了性爱。这其中有3个原因：第一是年纪大了，觉得做这个事情很难为情；第二是自我感觉身体有些虚，怕性爱影响健康；第三是高血压、糖尿病等慢性疾病患者较多，担心身体承受不了性爱。这些观点并不完全正确。老年人的性生活可以增强自身的自信，增加愉悦感。心情愉悦了，人也容易长寿。所以性生活对老年人是有益无害的。而且，性器官和其他器官一样"用进废退"，需要经常锻炼，不然就更容易退化。

国外曾有报道，一对70多岁的夫妻由于性功能衰退，已经没有性生活了，但他们却表示每天都有"性高潮"。因为"每天晚上吃饭时，他们都会含情脉脉地注视着对方；饭后牵手散步；晚上睡觉时相互裸体拥抱着"。虽然亲吻和拥抱等未必能达到身体上的高潮，但对夫妻心理的抚慰很有必要。它能让人感到温暖、舒适，是一种心灵补偿。

雄激素水平与男性寿命有关

雄激素主要由睾丸产生。研究报告称，如果一个男子的雄激素水平低，有可能意味着他的寿命比雄激素水平正常者短。

研究人员调查了858位年龄在40岁或以上的男性，有166人的雄激素比正常水平低，其中35人在研究阶段死亡。而雄激素水平正常的男性中死亡率只有20%。据华盛顿大学的研究人员说，当一个人患有严重的疾病时，他的雄激素就会下降；当疾病康复后，雄激素就会恢复正常；如果其健康状况没有改善的话，他的雄激素水平就不会上升。

坐浴提肛可防性衰老

中老年男性要保持性功能处于良好的状态,有一个可行方法就是温水坐浴。坐浴时间 30 分钟即可。坐浴可促使局部血液循环,不仅可以提高性功能,还可以治疗前列腺增生、前列腺炎等。坐浴同时提肛锻炼,即收缩肛门周围肌肉将肛门向上提。这种方法可使肛门周围的肌肉得到锻炼,有助于保持性功能不早衰,并改善阳痿的症状。再配合运动锻炼、饮食养生等,即可最大限度地减缓性衰老的发展。

老人性问题女比男多

进入老年,身体功能都会衰退,性功能也一样。而且在性问题上,常常是老年女性比男性多,只是比较隐性而且不会因此就医。

在一项绝经期性问题的调查中发现,50 对夫妇中涉及双方问题的占 30 对,涉及女方性功能障碍的有 11 对,其余 9 对系男方存在性功能障碍。在另外一项对 178 位平均绝经后 5 年、年龄在 34～62 岁的妇女的调查中发现,86% 的人存在性问题,其中 45% 为性欲缺乏,10% 对性有厌恶感。

男性的性问题比较明显,比如勃起困难等,而女性在就医时,往往会委婉地谈起许多不适,但又轻易不愿意自己直接点破问题的真相,希望医生能猜出她们的问题。

许多女人认为,一旦闭经,性功能基本就消失了,她们也不知道绝经之后的性活动怎样才算正常。实际上,这是一种错误的认识。绝经后,仍然有半数人会有性欲,她们完全可以通过自己和伴侣的共同努力来使情况得以改善。

闭经后的老年女性要注意与伴侣保持性接触,因干涩问题不妨使用润滑剂或雌性激素替代,必要时应向医务人员咨询并寻求帮助。

老年夫妻如何解决"性欲偏离"

老年人经历了几十年的婚姻生活,岁月的流逝不仅改变了他们的容貌,也拉开了他们之间的性欲差距。如果一方性欲较强,而另一方性欲较弱,就会出现"性欲偏离"的问题。大多数性欲偏离的夫妻能互相体谅,而少数夫妻却因此造成家庭矛盾,那么应该如何处理呢?

首先,应考虑有无躯体疾病,服了哪些药物,可以请医生来帮助解决。例如,高血压病人常服降压药就会造成药源性阳痿。

其次,应考虑是否有阻碍正常性活动的错误观念。有些老年人受传统观念的影响,认为老年人过性生活是"老不正经",从而压抑自己的性欲望,造成性冷淡。这需要用正确的观念引导他们,老年人仍然可以有性的要求,正常的性生活不仅可增进夫妻感情,而且还有助于延年益寿。

有时可以采用一些方法改善性生活的质量。例如,延长爱抚的时间,照顾对方的性需要,选择双方都愿意的时间和方式进行性生活等,目的在于使性欲水平高的一方在减少性交次数后并不感到失望。因为,性生活质量的提高,可使夫妻双方都能得到最大的满足。此外,还可以通过一起散步、听音乐,静静地躺在一起交流双方生理、心理的需求,来沟通情感,促进性生活的和谐。

老人突然性亢奋怎么办

对于性欲亢进,目前的诊断标准不是很明确,除了要参考年龄外,还要参考民族、营养状况等。临床上男性性欲亢进患者可能是器质性的，也可能是心理性的。精神病、精神失常性欲亢进的诊断应慎重。

　　老年人性欲亢进有时是某些疾病的前兆，如中风、脑外伤、血管性痴呆和癫痫等，这些病变会使大脑功能紊乱、中枢神经系统抑制功能减弱，影响大脑边缘系统和丘脑对性欲的调节；下丘脑、脑垂体、肾上腺皮质、睾丸有肿瘤发生，也会使体内雄性激素浓度增高，从而使男性性欲增强；长期大量使用性激素药物，使用治疗帕金森病、精神分裂及忧郁症药物，也会引起这种情况。另外，甲亢和部分精神障碍患者，如躁狂症60%可发生性欲突然变强。

　　建议尽早到医院详细检查，如果发现问题，要及时进行治疗，以免耽误了治疗的最佳时机。

适度性生活可预防老年性阴道炎

　　许多老年女性总是回避性生活，但据专业医师介绍，其实老年女性保持适度性生活，对于预防老年性阴道炎非常有帮助。

　　老年性阴道炎虽然不是非常严重的大病，但它在老年人比较多见且会影响老年人的身心健康，必须及早发现并治疗。

　　目前对于老年性阴道炎的治疗，鉴于老年人的特殊体质，除了发现后及时就诊外，更重要的还是以预防为主。

　　首先，要保持外阴和阴道的清洁。每天用温清水洗就可以了，一定注意不要乱用外用的冲洗药，对于老年性阴道炎最好还是用温开水清洗。

　　其次，不要过分干净，否则会将阴道内的正常免疫环境破坏掉。

　　再有，进入更年期的妇女在医生的指导下，适当根据自己的情况补充雌激素。

　　最后，老夫妻适度的性生活是最好的保健。也就是说由于性的刺激它可以兴奋生殖器血液循环，改善组织的新陈代谢，使组织活跃，使分泌雌激素的功能活跃起来。性生活刺激对于女性保健是非常重要的。再有，男性的精液里面有一种抗菌蛋白质，也叫做精液胞浆素，这种物质有杀灭细菌的作用，所以，性生活可以提高阴道免疫功能。所以老年以后性生活还是应该有，但是要适度，这样会对健康有好处。

老人压抑性欲有害

世界卫生组织曾提出如下概念："性健康是指具有性欲的人在躯体、感情、知识、信念、行为和社会交往上健康的总和，它表现为积极健全的人格，丰富和成熟的人际交往，坦诚与坚贞的爱情和夫妻关系。"尽管如此，许多老年男性仍对性生活持消极态度。您或许不知道，刻意压抑性欲会有下列危害：

◆ 性功能下降　性要求长期受到压抑而得不到满足，久而久之易致性条件反射消退，进而出现性欲减退、阳痿等症。

◆ 生殖系统炎症　由于性欲受到压抑精液不能排泄，会在某些组织中造成淤积、充血，导致前列腺、精囊等无菌性炎症，表现为腰酸背痛、会阴不适、阴囊、附睾胀痛、尿道刺激等症状。

◆ 影响婚姻稳定　性要求得不到满足的男性，容易出现不同程度的悲观、失望和抑郁情绪，如脾气暴躁，对周围的环境不满意，甚至失去生活的信心，责骂老伴等。有些性格外向、擅长交际的男子，就可能借机另寻新欢。

老人性爱为何经常不射精

老年男性在性生活中不能射精的情况时有发生，多数是正常生理现象或衰老过程中的一种表现。

导致这一现象的原因有很多。第一、老年人精液分泌减少，所以不是每次性交都能射精；第二、勃起硬度在抽动过程中有所减退，导致不能刺激射精；第三、伴侣阴道萎缩使得阴道壁光滑，摩擦力降低，导致刺激感减弱而不能射精。

需要说明的是，老年男性不能射精并非疾病的预兆，也不会因此而导致其他疾病，所以不必过分在意。

老年ED男性多发骨质疏松

性腺功能低下的老年男性，俗称"ED"，很容易发生骨质疏松，可是大多数患者都是无症状的，容易被忽略。

人们常常以为骨质疏松专门跟老年女性过不去，其实男性也要预防骨质疏松。有关调查数据表明，在50岁以上的男性中，每5个人就有1个患骨质疏松。

老年男性患者平时嗜好吸烟、喝酒的都容易患骨质疏松。不良的生活方式会大大增加患骨质疏松的危险。其次，一些久坐不动的男性，如喜欢打麻将的，都易患骨质疏松。还有一些慢性病，如甲状腺疾病、性腺疾病、糖尿病等，或是长期使用各类激素治疗的，如哮喘、风湿等也易患骨质疏松。

所以，患有ED的老年男性要警惕骨质疏松，防止突发骨折，一旦有上述疾病的，要尽快去医院检查治疗。

前列腺也会长结石

有一种观点认为，前列腺结石是围绕一个有机物核心，像滚雪球一样逐渐增大的。有机物核心经常是血块、细菌、坏死组织或一种叫"淀粉样体"的物质。淀粉样体是由脂肪、核蛋白、晶体嘌呤、胆固醇等包绕脱落的上皮而形成的一个小的圆形或椭圆形的放射状结构的物体。尿液流经尿道时,可从前列腺管口反流到远端的前列腺管,尿中的钙盐结晶可逐层沉积于有机物核心上。

另一种观点认为结石的形成是由于前列腺腺泡和排泄管发生了慢性炎症,使腺泡扩张、前列腺管狭窄、尿液反流后一些盐类沉积到正常前列腺腺体组织上,形成前列腺结石。

还有一种观点认为,前列腺的增生使前列腺管内压力增加,腺管内分泌液郁滞,盐类成分在前列腺周围受压的皮质或外层包膜上沉积,因此,形成前列腺结石。

患前列腺炎要禁欲吗

当前列腺发生炎症时,主要病理改变为腺体充血。有人认为性生活会使前列腺乃至整个盆腔都处于充血状态。即使人为地对性生活进行控制,也无法禁止这种性冲动引起的前列腺甚至整个盆腔的充血。

一方面,前列腺发生炎症时,前列腺液中有很多的细菌和炎症细胞,如不进行性生活,前列腺液就会积聚在腺泡内无法排出,细菌不断繁殖。而在进行性生活时,通过射精动作可使前列腺平滑肌收缩,腺液排入尿道,比前列腺按摩起到更好的引流作用。

另一方面,如果前列腺液长期不能排出或长期没有射精,会因性冲动引起阴茎勃起和前列腺充血,反而加重了慢性前列腺炎的症状。男性若长期压抑性欲,同样会使增生的前列腺充血和交感神经兴奋。

可见,前列腺炎患者的"禁欲"是不妥的,应当顺其自然。患者可据自己的年龄和身体情况保持适度的性生活,既不能过于频繁,也不应完全"禁欲"。

性健康了才健康

 ### 性生活少为何也患前列腺炎

有关性生活与前列腺炎的关系，应该客观地看待。临床研究证实，性生活过频和过少都对前列腺健康不利。前列腺液是精液的主要成分，通过适度且规律的性生活，前列腺液可得到及时的引流。如果性生活次数过少，大量的前列腺液积存在腺体中，时间久了也容易诱发炎症。更重要的是，由于性生活次数太少，人会时常处于性冲动中，这会引起盆腔充血，对前列腺健康是不利的。所以，如果因为两地分居而不能正常地过性生活，不妨适度自慰，以引流前列腺液。

 ### 老年人也能用避孕药

提起避孕药，似乎与老年人毫不相关，其实并不尽然。老年夫妇保持性生活的习惯是正常的生理现象。

但老年妇女由于卵巢功能衰退，体内女性激素减少，阴道润滑度逐年下降，严重影响着老年夫妇的性生活。对这类痛苦而又现实的问题，一些老年人感到难以启齿，因此，造成不少老年夫妇性压抑、性恐惧。

要使老年夫妻性生活美满和谐，方法很简单，可以到避孕专柜购买避孕膏、外用避孕药膜及润滑油，配合使用可以增加阴道润滑度。一些外用避孕药膜还具有治疗生殖器炎症的作用，因此，有些避孕药，不仅具有避孕作用，还具保健和治疗作用。

 ### 刚洗完澡别吃伟哥

50多岁的某先生患有勃起功能障碍，服用伟哥后效果很好。

最近一次，他刚洗完澡就吃伟哥，接下来与妻子同房时，突然感到心慌、难受，到医院看急诊，发现是心绞痛。

刚洗完澡别吃伟哥。因为洗澡后，人体皮下血管扩张，回心血流量增加，这样势必加重心脏的负担。加之性生活对男性的精力和体力要求较高，使心脏不堪重负。

伟哥最佳服药时间是性爱前1小时，60%的人服药30分钟后能进行性生活。服药1个小时后，药效达到峰值，效用可稳定在4小时左右。可选在性生活前1小时服药，30分钟内洗澡。

需要特别注意的是，伟哥必须空腹或饭后两小时服用，吃了高脂肪的食物会明显延迟起效时间和疗效，而且服药前后最好不喝酒。

如在最近90天内发生过心肌梗死或在性爱过程中发生过心绞痛、心律失常、低血压、高血压；在近6个月内发生过中风、正在服用治疗前列腺增生的α肾上腺素受体阻滞剂等情况者，绝不能吃伟哥。此外，"伟哥"不能和硝酸甘油、消心痛等硝酸酯类药同时服用，服用这两类药物至少间隔24小时。

第五篇
医生提醒

如何向医生叙述性生活

怀孕是夫妻双方性生活的结果，因此，对于不育夫妇，医生首先必须了解他们的性生活情况，这是诊治不育症必不可少的调查手段。许多人可能认为性生活是人的本能，是无师自通的事，还用得着问吗？其实不然，在不育症夫妇中，属于性生活方面原因者为数不少。

而当医生问及患者有关性生活的问题时，许多青年男女却羞于启齿，或敷衍搪塞，使医生很难了解其性生活的真实情况。其实性生活和人吃饭、睡觉一样，是人类正常的生理活动，在医生面前谈及性生活，是以求医治病为目的，没有必要顾虑重重。

医生调查夫妻性生活的目的，是为了追寻不育的根源，然后采取有针对性的治疗措施。一般调查内容包括：性生活是否成功、是否顺利，性生活的姿势、次数、感觉如何等，同时还要进行内外生殖器检查。

为了能向医生完整地叙述自己的性生活情况，试行下述办法或许能对你有所帮助。

在去医院看病之前最好看一些有关性知识方面的书，这对看病有指导意义。如果能根据书上所介绍的知识向医生介绍自己的具体情况就更好了。

去医院看病时最好夫妇双方一同去看。这样，遇上男医生，可由男方叙述；若是女医生，则由女方叙述，可有效消除异性间的羞涩感。

叙述时，越大方越随便，越不会紧张。叙述要注意实事求是，不隐瞒、不遗漏，就像叙述其他疾病一样，以使医生了解掌握全面情况。

延长阴茎得不偿失

有些男士总担心自己的阴茎太小,在性生活时不够有信心,某些医院抓住男人的这一心理,大肆宣传阴茎延长术。其实,有人手术后得不偿失,虽然长度增加,却出现无法勃起等糟糕的后遗症。

A先生性功能正常,但由于阴茎较短,便在一家医院接受了"阴茎延长术",然而术后出现严重的感染,让他十分后悔当初的草率。B先生认为自己阴茎雄风不够,就到某整形美容中心做了填充增粗手术,结果术后无法勃起。虽然法院判决该中心向他赔偿8万元,但造成的人身和精神伤害无法弥补。

成年人的阴茎不能以非勃起状态下论长短,有人的阴茎看起来短,勃起后很长。在常态下7厘米,完全正常。另外,有些医院连儿童也不放过,肥胖儿童的小鸡鸡埋存在脂肪下,所以显得很小,如果青春期之后身体变瘦,就不会影响生殖器发育。只有那些患有隐匿性阴茎的儿童,小鸡鸡形似鸟嘴,伴有包茎,才有必要手术。专家还提醒,手术还可能带来一系列麻烦:外观难看、无法勃起、感染等。

专家介绍,做阴茎延长术有严格的适应人群并应注意三个方面:

1.必须为成年男子、阴茎发育不良或阴茎大部分缺损,充分勃起后长度不足10厘米者。

2.主刀医生必须具有深厚的泌尿专科功底和扎实的外科手术经验。

3.该手术需要专用的手术设备和无菌手术室。

阴茎"入珠"应慎行

近年来,有关阴茎美容的广告时常出现在人们的生活中,甚至是大众媒体上。尤其是对性快感的提高的射精时间延长的夸张和渲染，导致部分人群被误导而在阴茎内植入异物。

阴茎内植入异物，俗称"入珠"。植入异物常见的方式有两类：一类为明珠，即环状，是将包皮或系带处穿一个洞，像戴耳环一样带上一个环状或链状物；另一类为暗珠，即在包皮内板或外板处切一个小口将玻璃珠、金属珠或其他圆形物埋入。

入珠的发生与心理学、性学、民族宗教信仰、区域性密切相关。因植珠引发的生殖器损伤，甚至癌变，常给植珠者造成巨大的伤害，并在一定程度上影响家庭的和睦。同时因夸张的宣传，导致植珠者性乱而引发性病也是不容忽视的。

阴茎放置异物是一种非治疗性手术，对人体是一种创伤。在伤口里放入一个异物，会不断刺激人体，使异物部位变得肥厚，组织可能出现增生、瘤状突起及过敏反应，严重时还可能发生癌变。

如果操作时消毒不严，还可能导致出血、感染。有资料显示，植入环状或链状珠者约68%会导致包皮系带损伤。

刻意借助器物助性不可取，我们判断性生活质量的标准，是性生活双方是否互相达到一种心理上的享受和满足以及快乐。而不是刻意借助某些器物。即使使用也要夫妻双方自愿，否则会造成双方的心理不悦。

同时，双方性知识和性态度的水平也要达到一致。最主要的是所用器物必须经过严格的科学检验，并在临床医学中证明适用。不要在非医疗机构行阴茎内植入异物术，更不要盲目效仿，道听途说。

双阴茎

在临床上，有个别男性青年长有两个阴茎，称双阴茎。双阴茎是怎样形成的呢？

人在胚胎期第6周时，原始性腺是一样的，后来两侧的生殖腺在中线合并成生殖结节,这个生殖结节可以在将来发育成阴茎,也可以发育成阴蒂。如胎儿为男性,体内的Y染色体就使性腺演变成睾丸,睾丸分泌的男性激素就使生殖结节逐步演变成阴茎。如果此时母亲因患病、服药或外界环境的影响,使胎儿生殖腺未能合并成一个生殖结节,那么胎儿就可以在两个生殖结节的基础上发育成两个阴茎。双阴茎分两种类型:

一种是分支阴茎。阴茎被纵形分隔为二,分隔可只发生在阴茎头部,阴茎体是一个,呈"Y"型;分隔也可以在根部,使阴茎呈倒"Y"型。

另一种是完全分离的两个完整阴茎。两个阴茎可以是完全分开的,也可以相互依附在一起,有的左右并行,有的前后重复。两个阴茎可以各有尿道通向膀胱,因此,可以同时排尿,也可以在不同时间分别排尿。有的则是一个有正常尿道,而另一个是没有尿道的假阴茎。

双阴茎对人体健康一般并无危害,但对心理影响很大,患者常不愿去公共浴室洗澡或游泳。治疗的方法须根据各人的情况而定,如有主有副而分离完全的,可以切除发育不好的阴茎而保留完好的;分支阴茎可将分隔开的两半阴茎相互缝合一起;有些两个阴茎大小相等,且都有通向膀胱的尿道,手术就较困难。

"三高"人群也能享受性爱

如今得高血压、高脂血症以及糖尿病(高血糖)的"三高"人群规模越来越大,而且还有不断年轻化的趋势。

在临床中,时常可以遇到40多岁乃至只有30多岁的患者。这一年龄段的病人正处于性活跃期,经常会有人忧心忡忡地问,得了这样的病是否还能过性生活。

的确,在性生活中,人体心跳、呼吸的频率会大大增加,血压也会显著上升,对"三高"患者来说具有一定的危险性,但这并不是绝对的。只要没有并发心、脑、肾等器官的器质性病变，同时通过服药将各项生理指标都控制在正常范围内，就可以照常过性生活。当然，毕竟岁月不饶人，在性生活的时间和强度上要加以控制。只要做到这些，是不会使病情加重的。

高血压患者过性生活悠着点

有些人患高血压病以后，总担心过性生活会增加中风的危险。也有些中风恢复后的人担心性生活会引起中风复发。

有人对性交中死亡的 238 个病例进行了分析，因脑血管病死亡的有 102 例，男 74 例，女 28 例。其中以蛛网膜下腔出血为最多，58 例，占 57%；其次为脑出血，35 例，占 34%；小脑出血 4 例，占 4%；脑桥出血 5 例，占 5%。均为出血性脑血管病。

高血压患者性生活中为啥易患脑出血？高血压患者的血管均有程度不同的痉挛现象，有些部位的血管腔变得狭窄，血液通过狭窄部位时阻力增加，对血管壁的压力也就增大，从而引起一系列血压升高的病理变化。性交时，由于全身剧烈运动，不仅可致体温升高，而且血流的冲击也会增大。这样，血液通过痉挛的血管时，阻力更大，压力也就更高，必然使血压猛升。研究表明，性交时脉搏数增加 50%～90%，血压升高 25%～45%。这对普通人的脑血循环影响不大，但对高血压患者的血压来说，男性可猛增到 237/138mmHg。女性可增至 216/127mmHg。血压的猛升使脑血流量突然增加，这就使脑血管破裂而引起脑出血的可能性显著增加。

因此，高血压患者，特别是曾患过脑出血的病人，平时要自我控制性欲，延长性生活间隔时间，减少性生活次数，尤其不要饮酒后性交。性事应在双方都有足够准备时缓缓进行，万不可操之过急，以避免诱发出血性中风。

第五篇 医生提醒

乙肝患者如何过性生活

一次性生活的运动量相当于进行了一次100米赛跑，对肝功能已经受损的患者来说，无疑是很大的负担。临床中就有一些新婚时性生活过度，导致病情加重甚至死亡的例子。根据肝病类型的不同，就三种主要情况进行介绍：

第一、急性病毒性肝炎患者在肝炎急性期中，肝细胞被破坏，体力不支，性欲降低，应禁止一切性活动。在各项指标正常的半年后可以开始性生活，以不感疲乏为度。

第二、慢性肝炎患者在病发期间要严格禁止性生活，否则有可能导致病情加重。并且，由于慢性肝炎会严重损伤肝，所以即使患者的各种化验指标都正常了，也最好在半年或一年后再恢复性生活。

第三、慢性肝病患者没有发病时，可以有节制地过性生活。青年人性生活频度一般为每周1～2次，中年人每1～2周1次，中年后期每月1～2次。在肝功能不良期，特别是转氨酶不稳定或出现黄疸持续升高时应停止。

专家特别提醒患者，肝炎属于一种传染性很强的疾病，乙肝患者的唾液、精液和阴道分泌物等可长期携带病毒。所以在进行性生活时，应使用安全套等保护措施，避免与伴侣接吻、口交以及月经期性生活。

不要骗孩子说"你是捡来的"

孩子们到了一定年龄就会提出与性有关的问题。"我是怎么生出来的？"这几乎是每个孩子都会问的问题。可父母往往是哄他们说："捡来的"，"石头里蹦出来的"，"领来的"；或斥责他们

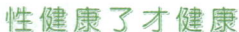

"讨厌","羞不羞","再瞎问就揍你"。这些回答或处理都会破坏孩子们的求知欲望,使他们认为性是见不得人的丑事,是不能说实话的。而他们从其他途径得来的"知识"听来的"答案"往往带有荒诞或淫秽色彩,这种错误概念如果在他们心中深深扎根,很有可能害其终身,因此,对孩子提出的问题不要回避,要简单而生动地讲解,可用动植物等为例。这一阶段孩子们感兴趣的是知其然,而并不想知其所以然,因此讲解时点到即止,没必要过多解释。国外在孩子6岁前会给他们看一些有关分娩情景的图,一目了然。10岁前,就应把性交的概念和有关生育的基本知识教给孩子。

性抑制教育也是家庭教育中另一个不得法的做法。某些成人不仅视自己的性行为"不洁不净",更见不得孩子偶尔玩弄、抚摸外生殖器的行为,常常恐吓说:"再玩就割了它","脏得很"等。其实,小孩子绝无"歹念"或"非分之想",他们的做法并不带有成人的性色彩,就像他们乐意的话摸摸自己的鼻子、小脚丫一样,他们摸生殖器的行为只是求知欲的反应,而不是对性本身感兴趣。对此,当父母的千万不要严厉斥责或惩罚孩子,这只会扼杀孩子们的好奇心。在这一时期,最重要的是培养孩子学习和求知的兴趣,一方面可以采取适当的正面教育;另一方面可以用讲故事、做游戏等方式把孩子的注意力吸引开,而对他们的抚摸等行为佯作不知,视而不见,不提最好。不然就会使孩子从小牢固地树立起强烈的性惧心理,认为性是见不得人和神秘可怕的事,动了生殖器就要挨打挨骂,这种消极影响严重时可以波及孩子成年后的性表现能力。女孩长大后可能会出现性欲低下、无性高潮等性功能障碍;男孩长大后则可能出现阳痿、早泄等性功能障碍。

打屁股影响孩子性健康

美国性学专家最新研究表明,遭受打屁股或其他体罚的孩子,长大后其性问题的发生概率大大增加。

研究人员发现，青年期以下三种性问题的增加与父母打孩子屁股或其他肉体惩罚有极大的关联性：①言语或者暴力强迫约会对象与之发生性关系；②婚前性交不使用避孕套等危险性行为；③性受虐狂（只有打屁股等体罚才能性唤起等）。

研究者还发现，与从来没被父母打过屁股的学生相比，童年遭受过体罚的学生发生危险性行为的概率更高。研究说明，打屁股等体罚使孩子与父母的关系越来越疏远。这正是造成不安全性问题的关键。

何谓安全性行为

近来调查报道令人感到不安，如不少男性仍然不喜欢使用安全套、患上性病的人数有上升趋势。多过一个性伴侣或性爱时不使用安全套，都被视为不安全的性行为，大大增加染上因性接触而传染的疾病。

因为艾滋病的流行，一套"安全性行为"的指导守则便发展起来，这些守则不但可以预防艾滋病病毒，而且也可以预防其他性病。这些守则指导，只可说是较安全而不是绝对安全的，它不能百分之百预防所有性病。但是，如果依此指引来进行性行为，将可大大减低患性病的机会。

◆ 小心伤口　安全性行为守则开宗明义地指出，只有不与别人作性接触才是绝对安全的。其实亲密的聊天及分享彼此的性幻想也是有趣及安全的性行为。互相爱抚、自慰、拥抱、一起沐浴都是较为安全的。假如皮肤有伤口，便不要让对方的体液如精液、阴道分泌物、唾液、经血及尿液等接触自己的皮肤。

◆ 了解性伴侣　除非你能确定你的伴侣（或你自己）没有染上性传染病，否则最好避免性行为。因为艾滋病病毒及其他性病的病源，皆可以穿过阴道、阴茎的黏膜，也可穿过皮肤的微小伤口。对性伴侣的其他信息知道得愈多愈好，但是约半数的人不会坦白说出自己有多少性伴，也不会轻易道出自己过往的性行为。尤其是在"一夜情"的场合。你还未知道对方的背景便已进行性行为，这是非常冒险的。

◆ 预防措施　如果你不确定自己或你的性伴侣是否安全，若要进行性交，必须使用可靠的安全套，最好含有杀精剂。虽然戴安全套也许有点不便，但可以大大减低你或你的伴侣染上性传染病的机会。

少年性行为有什么害处

绝对有影响！虽然说男孩子的阴茎已发育完成，可以勃起和射精，而女孩子也有月经，也即卵巢可制造卵子，基本上他们已是成人，但是青少年体内的性激素调节及性器官的成熟程度仍有待调校，如果过早运用性器进行性交，可能会使性器官提早损耗，甚至增加敏感度，男性会在壮年时患阳痿、早泄；女性则可能会患子宫颈疾病，或患恶性肿瘤及不育。特别男孩子的阴茎包皮过长情况却不懂得清洁，那就会藏污纳垢，积聚细菌传染疾病。

由于青少年间的性交是出于冲动的行为，他们不懂得避孕，一旦女方怀孕，男女都要提早负上责任，压力很大，若要堕胎，对女孩子身心都有很大的影响。

性爱被打断会有不良后果吗

很多夫妻都会遇到性生活被打断的尴尬，除了孩子吵闹，还包括朋友来访、电话干扰。虽然这不至于造成器质性伤害，但会在性心理上投下阴影。

性爱除了是一种生理活动外，更是一种心理活动。美好甜蜜的性生活被屡屡打断后，人难免会产生一种懊恼、烦躁的心理。时间长了，还可能形成一种条件反射，即每次兴致来临之际，就会担心那些骚扰将不期而至，结果在性生活中还不能全身心投入。

为防止这种尴尬，夫妻过性生活最好能选择合适的时间，如在孩子平常不哭的时候或孩子不在家的时候。这期间还应拔掉电话线或关掉手机、设成静音等。当然，万一被不期而遇的骚扰打断，也不要恼火，而应互相安慰，若有条件可稍后从头开始，如果实在没有情绪，那就协商一个时间再继续。

抑郁让你失去"性"趣

◆ **性欲缺失** 性学专家发现，性欲降低、无法达到高潮、不安全性行为等反常征兆或举动，都可能是抑郁的症状。

性学家的临床研究发现，在抑郁症患者当中，有70%的人都有失去性欲的经历。另外，还伴随着无力和绝望感以及失眠、注意力无法集中等问题。如果抑郁造成了伴侣一方的性欲下降，迟早会影响到另一方。因为当一方受到抑郁的影响，那么很自然，另一方也会因两人之间的关系发生了微妙变化而感到疑惑。比如：是不是他的"性趣"已转向了他人或者，他是否已经不再需要你了等。

性学专家认为，当伴侣中的一人出现了抑郁，无疑是对两人情感生活的考验。抑郁不仅仅是情绪也是性欲的杀手。而如果你感到抑郁，也应该让他尽早了解是抑郁让你没了"性"趣。

◆ **安全底线降低** 专家发现，有着轻度抑郁的人或许没有遇到缺少性冲动的问题，但情绪低谷会让女性的性选择更马虎。一项来自澳大利亚的研究发现：在有抑郁倾向的女性人群中，不安全的性发生率明显提高。另外一项针对男性抑郁人群展开的调查发现，抑郁导致的心境恶劣使得不安全性行为的发生率增加了1倍。在研究开始之前的 6 个月里，40% 有轻度抑郁的男性曾有过不安全的性行为，相比之下，情绪正常的人群中这个数字只有 12%。

◆ 药物副作用影响性高潮　性学家临床发现，大约有 60% 的服用普通抗抑郁药物的人遇到过因药物导致的性问题。最普遍的问题就是难以到达高潮，或者失去了高潮。而对于男性来说，药物治疗还会导致勃起功能障碍以及性欲低下的问题。临床发现，非 SSRI（选择性 5-羟色胺再回收抑制剂）类药物造成的性方面的副作用相对较低一些。

◆ 性爱次数多，质量差　研究显示，很多抑郁的女性，她们的性生活比快乐的女性更频繁。原因是性爱使她们感到更安全。但是，性频率的增高并不意味着性质量的提升，太多的性活动只会增加一个人内心的空虚感。

贫血是否影响性欲

缺铁性贫血多见于生育期的女性和孕妇。长期患缺铁性贫血的女性确实会出现性欲减退的现象。

铁与上皮细胞的营养状态有关，因此，缺铁性贫血女性的阴道和外阴黏膜呈萎缩状态，性交时会感到不适甚至疼痛。久而久之，性欲就会自然减退。此外，贫血时身体容易缺氧，在性事过程中，严重贫血的患者往往有力不从心的感觉，渐渐地，性生活便成了一种负担。因此，贫血症状明显时不要勉强过性生活。

平时，应关注营养状况，积极治疗贫血，病情缓解后，性功能会恢复正常。

"借性浇愁"愁更愁

心理学家调查发现，一些夫妇心情不愉快时，如果双方都有改善恶劣情绪的想法，都想通过其他行动如性生活、运动等来转移注意力，减轻心理压力，这对于双方的心理和身体都是有好处的。但如果不顾配偶的意愿而强行性交，则弊端很多。

因为在双方心情不好，或一方不配合的情况下，大脑皮层往往处于一种抑制状态，性兴奋度不容易提高，或者提高速度缓慢，神经反射显得十分迟钝，性活动的质量常不理想，随之而来的性高潮与情欲激昂的程度都会大打折扣，有时甚至会因为心烦意乱，性冲动干脆无法"启动"，出现阳痿、不射精或不出现性高潮等不良现象。

低质量的性生活往往是诱发性功能障碍的最重要的原因。因此，不应单纯地依靠性生活来"借性浇愁"，更不能强行房事。

性爱后腹痛别仰卧

性爱本来是充满幸福感的，但有少数人性生活后出现腹痛。有些腹痛可能是因为姿势不对而导致的盆腔瘀血综合征，只要改换侧俯卧睡姿就可以缓解疼痛。

如果性爱时采用女上位，子宫附件等器官发生位置变动，并对周围组织产生牵拉作用，长时间的性充血引起盆腔瘀血综合征，也可出现急性或慢性腹痛。其原因是性交时触动了瘀血的宫颈、后穹窿，牵动整个子宫甚至瘀血的卵巢，引起盆腔急性充血，从而使症状加重。

此时，女性在休息时，应改变习惯性仰卧位为侧俯卧位，因为习惯性仰卧位睡眠时，盆腔大部分静脉的位置均低于下腔静脉，不利于盆腔静脉血液流出盆腔，侧俯卧位则有利于盆腔瘀血的流出。

此外，还要纠正便秘，节制房事，做一些适当的体育锻炼以增进盆腔肌肉张力及改善盆腔血液循环，一般都能取得缓解疼痛的效果。对侧俯卧位疗法有效而不能巩固者，需及时就医。

何谓房事挤压综合征

"房事挤压综合征"这个新名词许多人也许还从未听说过。这种病多见于身材苗条瘦小或病后体弱的女性,而男方则多数属身材魁伟或肥胖者。

顾名思义,该病是由于男方在性生活中挤压女方引起。据国内性学家的大量调查表明:夫妻性生活过程,性交体位大多是采用传统的男上位。由于男方的重力挤压,女方因负重过度并要用力屏气,致使胸腔内压力不断上升,肺内压升高,肺泡膨胀,气体交换受阻女方逐渐感到胸闷气急,出现呼吸不畅等症状。当胸腔内压力增高到一定程度时,便会牵动和扩张胸廓,损伤胸膜,产生胸肋疼痛与紧压感。一旦胸腔内压力增高到超过承受能力,气管和肺内的毛细血管在持续屏气的情况下充分扩张,加上支气管内的气流猛烈冲击,分布在气管与肺黏膜的毛细血管便会破裂,严重者出现咯血或鼻孔流血。当然这种情况比较罕见。

预防房事挤压综合征的发生,应从男方做起,丈夫要体贴妻子,适当变换性交体位。即使采用传统的男上位,男方也应避免过度挤压女方,以免出现问题。

如何治疗梗阻性无精症

梗阻性无精是无精症的一种。无精症一般分为原发性无精和梗阻性无精,后者可以产生精子,但由于输精管道"堵住了",使精子的运输发生障碍而导致无精。梗阻无精通常包括输精管阻塞、附睾、精囊腺、输精管感染等因素。该病发病率比较高,在男性不育中约占1%~2%。

其实,很多无精症患者都可以通过手术治疗。其优点在于:成功率比试管婴儿高,通常能达到40%左右;病人可自然受孕;

无需夫妻双方同时就医；手术费用较低。但手术治疗只能做一次。即使梗阻通了，一般也要观察 1 年左右再怀孕。

心悸、性欲低是何病

中年男子部分雄激素缺乏综合征（PADAM）。男性随着年龄的增长，性腺功能逐渐低下，从而引起睾丸功能减退或雄激素部分缺乏。

目前临床主要采用睾酮补充治疗，常用药物有"安特尔"等；中医治疗也较有特色，以固护肾气为本，注重平衡阴阳，并兼顾疏肝理气活血，可服用一些补肾疏肝调和阴阳的中药，如知柏地黄丸、六味地黄丸等，并可配合针灸按摩等疗法。此外，生活上自我调理也十分重要，如起居有常、保持乐观的心情、加强体育锻炼等。

青少年侧卧睡眠精索易打结

睾丸扭转是指睾丸的位置发生了旋转。这种病常见于 12～18 岁体态偏瘦的青少年。准确地说，发生扭转的不是睾丸自身，而是上面一根如同绳索一样的精索，出现了扭转和打结的情况。一旦精索"打结"，睾丸得不到血液供应会"挨饿"，若超过 12 个小时不能复位就会缺血坏死。

睾丸扭转患者大多数是在激烈运动后发病的，但也有一部分发生在侧卧睡眠时。这是因为睡眠时，睾丸和阴茎被挤压在两腿之间，承受的压力较大，再加上双腿会扭来扭去，精索就被"揉"成了一团，因此更容易发生意外。

一般青春期的男性容易患此病，患者起病急，主要症状是突然阴囊绞痛，牵扯到小腹，不敢直腰，弯腰屈背，面色苍白，全身冷汗，检查可发现睾丸肿大上缩呈横位，触痛明显，抬高阴囊可减轻疼痛。

睾丸扭转属于泌尿外科急诊，一般先试行手法复位。左侧应向顺时针方向，右侧向逆时针方向转复，如疼痛减轻，表示方向正确；如疼痛加剧，表明方向不对，应向相反方向试转，如疼痛仍不减轻，应立即手术探查。

睾丸萎缩4病因

一中年男子，近半年来睾丸莫名其妙地变小了。这是怎么回事呢？睾丸逐渐萎缩变小，病因主要有以下4种：

◆ **损伤** 如阴囊或睾丸部位发生过撞击性损伤，造成阴囊血肿或睾丸撕裂伤等，在这种情况下，即使创伤愈合，睾丸也会长期处于供血不足状态，出现萎缩。

◆ **炎症** 如重度睾丸炎，发病时睾丸肿胀、疼痛，可以持续多日。由于细菌侵犯造成睾丸组织破坏而发生萎缩。

◆ **放射性物质影响** 凡是较长时间接触放射性物质者，例如长期接触X线、同位素等职业的人员，如未作好防护，可引起睾丸萎缩。

◆ **内分泌疾病** 睾丸属内分泌器官，主要产生雄激素。人体其他内分泌器官，如下丘脑、脑垂体、肾上腺等出现疾病时，都会干扰睾丸功能，引起睾丸萎缩。

单侧隐睾3～6岁手术好

单侧隐睾是隐睾症的一种类型，包括睾丸未降和睾丸异位两种情况。一侧睾丸停止于下降途中，未进入同侧阴囊的称睾丸未降或下降不全；睾丸离开正常的下降途径而未进入阴囊的情况，称为睾丸异位。一般以前者较为常见。

正常情况下,胎儿在子宫内发育的后期,睾丸即降入阴囊内。然而大约3%的男婴和30%的早产男婴可发生隐睾,但在出生后有些可降入阴囊,一般在出生后数月至一年下降。如青春期过后未能下降到阴囊内,那么以后下降的机会将会很少。

如果隐睾在青春期以前降下,或隐睾的位置比较低以及对异位睾丸适时地进行了手术,则大多不会影响生育与性生活;如果进入青春期后仍未手术治疗,则可造成曲细精管退变、上皮细胞萎缩及生精功能障碍等睾丸损害,很容易造成不育症及男性性功能不足。另外,如果另一只睾丸代偿性增大,尽管患侧损害严重,患者也可能有生育能力,性功能也可能是正常的。

尽管如此,单侧隐睾对生育功能的影响,虽然不像双侧隐睾那样绝对,但造成不育的机会还是相当大的。隐睾还易在不良环境中恶变为原发性睾丸癌。所以治疗要早、要适时。本病的治疗应在幼儿至小儿时期内进行,可用绒毛膜促性腺激素治疗,每次3000～3500单位,肌内注射,隔日1次,共3次,总剂量为10000单位。待到3～6岁如睾丸仍未降者,则应采取手术治疗。

睾丸变大为何性功能下降

睾丸大小与性功能有一定的关系,但不是睾丸越大,性功能就越好。

睾丸不但产生精子,还能分泌雄激素,这种雄激素维持着男性性征和性功能,并且在一定程度上说,男性性功能的强弱取决于雄激素水平的高低,但不能以睾丸的大小来衡量性功能强弱。因为睾丸的大小与其雄激素分泌水平不一定成正比。睾丸大小个体差异很大,并且种族之间也不同,一般容积在20～25毫升均属正常。

睾丸间质细胞分泌雄激素,这种细胞虽小,但它的功能是巨大的:在正常状态下,它通过性腺轴(下丘脑—垂体—性腺)的反馈作用,调节性激素水平,使雄激素处于一个平衡状态,并且间质细胞有很大的潜力,因此,睾丸的大小并不能决定雄激素水平。

如果自查睾丸变大而性功能下降,可能有异常情况,应该马上到医院请专科医生检查,以排除睾丸肿瘤。

夏季注意给睾丸降温

睾丸是男人最重要的性器官,它制造精子,分泌雄激素,它是男人之所以为男人的根本。睾丸要维持正常的生理功能,它要求的最佳温度是35℃左右,而人体37℃的体温对睾丸的功能是有损害的。

由于睾丸对温度的要求很高,阴囊就承担了调节睾丸温度的重任。当遇冷睾丸的温度过低时,阴囊皮肤收缩,阻止热量的流失;而当睾丸过热时,阴囊皮肤就会松弛、散热。但阴囊的温度调节功能是有一定限度的,当温度的变化超出了它调节的范围时,睾丸的生理功能就不可避免地受到损害。所以,男人要善待自己的睾丸,因为这会影响睾丸的散热。所以,不要长期坐在宽松的沙发上,这会影响下身的散热。

日常生活中,提倡男性穿宽松的裤子、保持下身的通风、干燥,使得睾丸有一个轻松的"工作环境",从而能发挥最大的生理功能。

附睾炎应该怎样治疗

附睾炎是泌尿系统较为常见的疾病,临床上主要分为急性和慢性附睾炎。急性附睾炎一旦确诊(需排除结核性附睾炎),应及时规范治疗控制感染,全身抗感染治疗的同时配合精索封闭注射治疗,效果不错。慢性附睾炎治疗起来相对比较困难,容易反复发作。反复发作最主要的危害是导致附睾功能受损即附睾的炎性梗阻，可造成男性梗阻性无精子症的发生，几乎占梗阻性无精子症的 2/3。

因此，对于慢性附睾炎或局部炎性结节形成的患者，在控制感染的同时，应把治疗重点放在保护睾丸、附睾功能上来，通过活血化瘀、软坚散结的中医治疗原则，选用药物。同时可配合局部精索封闭治疗以保护睾丸生精功能。

 男人醉酒后性爱很受伤

"喝点小酒不碍事，晚上甜蜜更有兴致。"应酬中的丈夫常这样回答妻子传唤回家的电话，到家后也自然少不了一番柔情蜜意。酒能助性，似乎成为很多男人追求刺激的法宝。

可事实并非如此。酒适量喝点确实可以助性，但是喝醉了以后过性生活的话，会让男人很受伤。

醉酒后，大脑意识并不十分清醒，性中枢也处于抑制状态，性欲会因此受到一定程度的影响，勃起状态也不会达到最佳。有些人为了完美性爱而做爱，相信酒精刺激与性刺激是能完美结合的，从而忽略了身体状态不佳这个事实，在心理上觉得酒精助了性，而实际上性生活的质量是非常低下的。长期这样，会降低性器官的敏感度，引起性功能减退。

此外，由于是酒后"作业"，情侣双方的配合很难像平日那么协调，力度较大，动作过猛，容易出事故，甚至有人因此而发生生殖器挫伤。可见，无论为了自己还是为了伴侣考虑，男性在酒醉以后最好不要过性生活。

 嗜酒损害性功能

长期以来，人们一直用酒助兴和以酒助"性"，所以，在许多人的心目中总是把美酒看成性爱的伙伴，而且，生活中确实有

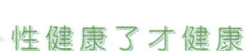

性健康了才健康

不少夫妻在做爱之前喜欢常规地畅饮几杯。

酒的主要成分——乙醇对人体的药理作用大致分为4期：朦胧期、兴奋期、麻醉期和呼吸麻痹期。在前两期内，酒精对中枢神经系统和性神经都起兴奋作用，而且，少量饮些确实有助于消除焦虑和解除身体的疲劳，因此，适量饮酒之后对多数人来说，可以起到助兴和激发情欲的辅助作用。

不过，如果饮酒量较大或虽量不大但对酒的耐受性过小，酒精进入人体后，人很快会进入麻醉期。这时，对中枢神经系统和性神经都会产生抑制作用，不仅不能激发情欲，反而会导致性欲减退，妨碍性冲动的传递，乃至造成男子勃起困难或阴茎疲软，或引起早泄，而使性交失败。

调查和研究结果还表明，酗酒成癖者多为慢性酒精中毒患者。他们的生殖系统不同程度地受到损害，精子成活率显著下降，睾酮浓度降低，阳痿发生率达45%～67%。妇女嗜酒会导致性功能紊乱、阴道分泌物减少、性交疼痛，快感和性高潮消失，因此，有人称酒精是破坏夫妻性生活和谐的凶手。

 ## 长期吃素性欲会减退

老年男人和吃素食的男人，受到了医学界的警告：低蛋白质的饮食会影响他们今后的性欲。

研究人员说，不吃足够蛋白质的人，会有降低雄激素的危险，导致性功能降低，同时还会影响肌肉收缩，红细胞数量，损伤骨骼。不吃肉的人特别危险，因为动物食品是高生物价值蛋白质的最好来源。

素食主义者和严格的素食主义者选择了不吃动物食品，而老年人由于丧失了胃口及咀嚼的困难，吃肉也比年轻时减少了许多。

研究人员发现，低蛋白质的饮食可降低雄激素的有效性。

第五篇 医生提醒

中年男性如何迈过"缺雄"坎

问：我今年50岁，比较胖，现在总觉得累，最近勃起有点难度，体检也没发现什么异常，中年男性都这样吗？

答：首先可以肯定的是你的身体出问题了，排除其他原因，很像"迟发性性腺功能减退症"的表现，当然最终确诊还要做一些专科检查，比如查查性激素水平。40～70岁的男性，出现精神紧张或抑郁、疲倦、记忆力下降、注意力不集中、失眠、阵发性潮热、出汗、性欲下降和勃起功能障碍等症状，医学上称为"迟发性性腺功能减退"。

问：我今年50岁，最近脾气变得非常暴躁。女人有更年期，听说男人也有更年期，这是真的吗？

答：随着年龄的变化，特别是中老年时期，男性体内的雄激素水平会逐渐下降，伴随而来的是情绪、体力、性功能的改变，这就是俗称的"男性更年期"。相对于更年期女性雌激素水平的急速下降，更年期男性雄激素水平下降比较缓慢，大多维持在正常值下限，因此，表现相对温和。对于处于这一时期的男性，需要多给予一些关心，并在专科医生的指导下适量补充一些雄激素或进行适当的调理就能很好地解决这一问题。

问：医生说我"缺雄"。请问雄激素除了维持生殖功能，还有哪些作用？

答：男人就像车，而雄激素就是这辆车的润滑剂。雄激素的主要成分为睾酮，由睾丸、肾上腺皮质分泌。其靶器官包括大脑、肌肉、心血管系统、肝、肾、骨髓、骨骼、性腺、前列腺和阴茎。雄激素刺激雄性器官，使其发育成熟，维持正常性欲，促进精子发育成熟。此外，雄激素还能刺激食欲、促进蛋白质合成、骨骼肌生长，使肌肉发达，抑制体内脂肪增加，刺激红细胞生成和骨骼生长，因此，缺乏雄激素的男性就可能出现肌肉量和肌力下降、内脏脂肪变、性欲减退或勃起障碍、骨质疏松和皮肤松弛等变化。

问：医生说我是LOH，我还有高血脂、糖尿病。请问LOH与血糖、血脂有关系吗？

答：LOH即迟发性性腺功能减退症。目前医学研究证明，血糖、血脂的代谢异常都与LOH有关。原因是雄激素能调节人体脂肪组织的分布和组成百分比、抑制体内脂肪的增加，人体的低雄激素水平会造成肥胖、腹部脂肪堆积，形成高血脂。而肥胖可导致糖代谢异常和胰岛素抵抗。

问：我是一名50岁的男性，觉得到了更年期，现在有种药叫十一酸睾酮，请问什么情况下要吃？效果如何？

答：十一酸睾酮是目前临床上比较常用的治疗原发或继发性性腺功能低下的睾酮替代药品，有针剂、经皮、口服等剂型。我国常用的有口服制剂。中老年男性如果出现烦躁、体力下降、性功能减退等LOH症状，可以在专科医生的指导下服用该药。有研究表明，性腺功能低下男子使用十一酸睾酮治疗后，睾酮、双氢睾酮和脱氢睾雄酮的血浆浓度呈显著性增加。

问：我听说补充雄激素能让中年男人感到有活力，请问能自己补吗？

答：补雄激素可以改善总的健康状况和情绪，提高性欲，增加肌力和骨密度。十一酸睾酮作为天然睾丸酮的脂肪酸酯目前在临床上被广泛应用，该药在饭后服用，服用时需整粒吞服。一般初始每天服用60～100毫克，早晚各1次。连服1个月以后，可改为每天20～60毫克，继续服用一段时间。在服药期间必须定期检测血液睾酮水平。值得注意的是，补充睾酮可能加重潜伏的前列腺疾病，如前列腺增生和前列腺癌，因此，在开始治疗前应详细检查。此外，高龄男性发生前列腺疾病的可能性更大，应慎用。

问：医生给我开了十一酸睾酮胶丸，请问这种药有副作用吗，要吃多长时间，药该怎么保存？

答：是药三分毒，任何药物在治疗疾病的同时不可避免都会给人体带来一定的副作用。但是相对来说，十一酸睾酮目前对于治疗原发性或继发性雄激素缺乏症，副作用是最小的。十一酸睾酮是一种天然睾丸酮的脂肪酸酯，口服后与油酸一起经肠道吸收进入淋巴系统，不影响正常的肝功能。在药物吸收过程中，十一酸睾酮部分降解为十一酸双氢睾酮。睾酮和双氢睾酮最后都以人体正常方式代谢，不会增加肾负担。口服十一酸睾酮一次疗程一般为3～4个月。该药可以在常温下保存。

男性补充雄激素要慎重

男性如果是先天性促性腺激素分泌功能障碍，在10岁左右被确诊后，就应尽早补充雄激素，这样才能促进第二性征发育。如开始治疗过晚，则可导致骨密度下降。另外，仅补充雄激素仍不能使精子生成，因此，结婚后希望生儿育女，还必须在医生指导下使用人绒毛膜促性腺激素治疗。

成年男性更年期后，使用雄激素治疗需十分慎重。好多壮阳药都含雄激素类成分，成年人使用的目的都是为了提高性生活质量，但不论壮阳药宣传多么夸张，仍没有可以从根本上治疗性功能障碍的药物。同时壮阳药还存在多种副作用，如造成肝功能异常、水肿、男性乳房女性化、心血管功能障碍等，因此，不能为了解决一时问题，滥用含雄激素的壮阳药，必须在医生指导下慎重使用。值得注意的是，男性患有前列腺癌、前列腺增生、乳腺癌等病时，不可补充雄激素。

性功能失常不是不治之症

早先，人类并没有性功能失常的问题。那时，由于生活环境中充满危机，人人随时可能遭到侵害，因此，进食或性交的速度

性健康了才健康

讲求越快越好。这个看法可以从动物行为学上找到证据，动物的竞争对手太多时，射精越慢就越容易遭淘汰。

但到现在，生育已不再是性行为最主要的目的；人类开始要求性行为中的快感，性功能失常的问题也由此出现。换句话说，性功能失常也可说是一种"文明病"。根据个人的要求，这方面的个体差异相当明显。常见的性功能失常，在男性方面是性欲减低、无法勃起或勃起持续不久、早泄、射精困难，以及高潮不能，一般传统称之为性无能。在女性方面，则以性冷淡、性交疼痛的问题居多。

造成性无能或性冷淡的原因大致可以归为生理性及心理性两类。生理性因素包括神经、血管、泌尿系统及内分泌病变，像糖尿病、颞叶癫痫、下半身麻痹、阴茎血管阻塞或慢性前列腺炎病人，即常发生不同程度的性无能或性冷淡。药物及酒精也常干扰性功能。

在心理因素方面，紧张、焦虑、恐惧、忧郁等都可能使男性"欲振乏力"。妇女则常因害怕性交疼痛、担心怀孕或感染性病、对性交有反感或与丈夫感情不和，以致缺乏性欲或无法达到高潮。

由于传播媒体日渐发达，性知识越来越普及，相对的，错误的性观念影响也越来越大。另外，人口成长，竞争及压力增大，以及病人的就医机会增多，都使性功能失常的病人明显增加。

值得一提的是，在上述致病因素中，仍以心理因素引起的占大多数，只有部分病人是生理病变所致。尤其未婚或新婚不久的年轻人，以及迈入更年期的中年人，常因经验不足、能力或健康状况不如以前，致使信心降低，更容易产生这种心理困扰。

一般而言，阴茎无法勃起或虽然勃起但在插入前即已疲软，都称为阳痿。这些病人几乎都有共同的经验；曾被配偶或性伴侣讥讽或暗示为性无能，因此，在行房时的心理压力相当大，致使屡战屡败。

有趣的是，如果遮住这些人的性伴侣的眼睛，大约 1/3 的病人即可不药而愈。要分辨是生理或心理因素的最佳方法是手淫。如果手淫时可以射精，则多半是心理因素所致。

在临床上，有射精困难的病人大都是因为无法生育而就医。如果没有生理病变，这类病人可先以手淫取得精液，直接置入女子阴道。自肛门探指按摩前列腺，也可促使精液射出，但这种方式通常需要医疗人员协助。在妻子怀孕后，这种恼人的毛病通常便可痊愈。

在生理病变的治疗方面，以先天畸形的矫正效果最好。

女性的性冷淡和性疼痛多半由心理因素引起。此外，内分泌缺陷、阴道过度松弛或生殖器病变，也是致病因素。治疗时必须针对病因对症下药。

预防性功能失常应由大处着眼，加强正当的性教育。夫妇双方要互相了解对方的性反应，彼此相互体谅与支持，聪明的妻子尤应避免使丈夫失去信心。

如果不幸有生理病变，可以利用现代医学技术，大都可以达到良好的疗效，千万不可讳疾忌医。

什么情况适合装阴茎假体

治疗勃起功能障碍（ED）的第一步应该是咨询，目的是要打消顾虑。夫妻双方进行坦诚的交流，消除误会，接受医生的性知识教育、咨询和心理治疗，这是最简单、最省钱又可能是最有效的方法之一。

接下来，医生会排除 ED 是不是由于服用某些降压药、精神科药物或激素而导致的。还要通过检查来排除一些可能会导致 ED 的疾病，比如外生殖器发育问题、糖尿病等。如果有的话则针对这些病因进行治疗。

假如还是无效，则可用口服或外用的药物来治疗。甚至可以接受阴茎海绵体注射治疗。多数情况下，阴茎注射会有效。另外还可用真空负压器和缩窄环等物理辅助治疗及配合使用中医中药。

一般来说，大多数ED患者通过接受上述疗法，都能收到效果。但也有少数人仍然无效。这时，就可以考虑"最后一招"，即装阴茎假体，也就是俗称的"三件套"。

阴茎假体植入后勃起效果较好，一般手术后6～8周可以尝试性生活了，3个月后就可以随意性生活。由于手术没有损伤相关的神经，因此男性装阴茎假体后仍然有性快感，也可以射精，可享受近乎自然的性生活。妻子也可受孕，不会影响下一代的健康。由于勃起维持时间可以自我控制，其妻子的满意度一般较高。

目前，阴茎假体外观、质量和性能等方面都达到了较为理想的水平，手术的成功率和安全性也较高。一般假体可以使用10～15年，最长的可用30年。

当然，这毕竟是一项需要用手术来治疗ED的方法，因此，要严格掌握适应证，不要轻易采用！难以控制的糖尿病、脊髓损伤、应用免疫抑制剂和患有其他慢性病的病人，更要慎重。对硅胶过敏者、患有严重的心理或精神疾病、有严重出血倾向、体质极其虚弱、全身情况差者不能采用。另外，阴茎畸形或缺失的不适合该手术。手术也可能由于假体植入产生阴茎勃起弯曲、勃起疼痛、免疫排斥、假体移位、假体穿出以及局部感染等导致失败，或需再次手术。

因此，只有其他非创伤性方法无明显疗效的前提下方可考虑假体植入手术，并选择有经验的专家进行，提高手术成功率，减少并发症的发生。

阴茎假体包括阴茎柱体、泵和储水囊。这三个部分相连，里面充满了生理盐水。泵就是开关，连接着阴茎桩体和储水囊。阴茎假体手术后，只要病人按压埋藏在阴囊内的泵3～5次，就可以使生理盐水在阴茎术体内充盈，阴茎随即增粗变硬勃起。射精后，只要一只手先按捏泵的控制开关按钮，另一手紧握住阴茎，阴茎即可恢复疲软状态。

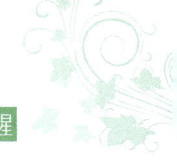

第五篇 医生提醒

伟哥应该怎样吃

让性爱时间久些、让勃起状态更坚挺些,是很多男性未曾说出口的梦想。在众多改善勃起状态的方法中,口服药物无疑是首选、最方便易行的。目前,中国市场上有三种"伟哥"类药物:蓝色的万艾可(西地那非),浅橙色的艾力达(盐酸伐地那非),黄色的希爱力(他达拉非)。但不少人疑惑:哪一种适合我?

这3种药物的化学成分没有本质区别,都能选择性地抑制5'磷酸二酯酶(PDE5),在性刺激作用下,促使血液流入阴茎体,增强勃起硬度。但它们在有效作用时间上各有所长,患者应根据个人需要以及身体状况做出选择。

万艾可　提前一小时用

临床统计显示,60%的人服万艾可30分钟后能进行性生活;服药一个小时,药效达到峰值;效用可稳定在4小时左右。

65岁以上的人,服用万艾可最安全。最佳服药时间为性爱前1小时。药物24小时就基本代谢完全,对人体的影响很小。目前,市场上销售的万艾可多是100毫克的,35岁以上的人使用时,应将它分为2份,从50毫克的量用起,然后根据效果,在医生指导下酌量增减。

万艾可必须空腹或饭后2小时服用,因为高脂肪食物会明显延迟起效时间和疗效,服药前后最好不要喝酒。

艾力达　10分钟就起效

艾力达是3种药中起效最快的。服用后10分钟就能进行性生活,且有效作用时间长达12小时。

相较与万艾可相比,艾力达的药效不受食物、喝酒的影响。对多数患者来说,艾力达的推荐开始剂量为10毫克。

希爱力　持续36小时

希爱力有效时间长达36小时,并且不受正常范围内酒精和高脂肪食物的影响。它使人们真正摆脱了时间的桎梏,可以自由选择服药和性生活的时间。但它代谢速度慢,所以不适合年长者服用。首次服用最好从5毫克吃起。

最后需要提醒的是,无论是上述哪一种药物,每天最多服用一次,年龄较大的人应严格按医嘱服用。

伟哥损伤男性生殖力

欧美科学家的研究证实,伟哥无法与酒精相辅相成。因为酒精会影响身体对药物的吸收,还可能提高心脏病发作的概率。此外,研究人员还发现,一个健康的男性若经常服用伟哥,还会损伤男性生殖能力。比如"万艾可"在增强精子活动性的同时,可损伤精子头粒蛋白。精子头粒蛋白可产生分解卵细胞表层薄膜的酶,使精子进入卵细胞,形成受精卵。研究人员警告,一些医疗机构给男性患者服用"万艾可"以增大其配偶受孕的概率。而根据他们的研究结论,对已经出现生殖问题的夫妇而言,丈夫服用"万艾可"可能只会加剧那些生殖问题。

专家教你提高受孕率

措施1:放松心情,减轻紧张

轻松惬意的生活容易使心情平静,会增加受孕概率。中医认为,不孕的病因中有一条"妒妇不孕、肝郁不孕",心情不好的女性是很难怀孕的。所以,夫妇两人外出度假助孕,双方均要放松心情，可别低估压力对我们生理所造成的影响。

当然也不必过于在意这次假期是否一定能怀上，这种机械的行为往往会弄得人更没有欲望，因此，专家认为，"度假造人"在战略上应忽视它，采用"无所求"的态度，认真对待，做好准备就行。当然，"欢愉的性爱才最有助于受孕"。

措施2：改善精子质量和数量

良好的受孕条件就是精子数量必须足够多，而且还要活力好。专家认为，改善男性的精子数量和质量，关键在于均衡营养，减少性病感染。专家推荐富含水果、坚果和蔬菜的饮食方案对生育有好处，在度假期间，合理搭配饮食可以增加受孕概率。

韭菜：韭菜可温肾助阳，活血散瘀，理气降逆，别名又称"起阳草"。

生蚝：含锌，有助于合成雄激素，生吃是保留蚝内锌的最佳方法。其他如龙虾、海胆、海参、鱼卵、虾卵、贝类等也不错。

措施3：了解排卵日期，取合适的性爱体位

女子进入性成熟期后每个月经周期一般只有一个卵泡发育成熟排出卵子。因此，在度假之前，应该算一算自己的排卵期。专家建议，最好在月经干净6～7天之后外出度假，这样"受孕"的概率较高。

一般来说，希望怀孕时，性生活宜采用男上女下位，并将女性臀部垫高，性交后，姿势最好能保持1小时，这样使精液储存在阴道后穹窿，对子宫后位的女性而言尤其重要，可提高受孕率。

治疗不孕症有新突破

传统观点认为，女性和绝大多数雌性哺乳动物卵母细胞的产

生仅发生在胎儿期，出生后卵母细胞数目不再增加，反而逐年减少，这意味着出生后卵巢无生殖干细胞的存在。

我国专家经过长时间的探索，首次在出生后的小鼠（包括成年和出生后5天的小鼠）卵巢中发现了生殖干细胞。同时，尝试了各种方法，进一步分离出该生殖干细胞，摸索出适合其生长的培养条件，得到了能长期自我更新的生殖干细胞株。接着，运用一系列生化、细胞、遗传和分子生物学手段，鉴定了该生殖干细胞株。最后，将该生殖干细胞移植于经药物处理的不孕成年小鼠体内，能产生新的卵母细胞，并发育至成熟，与雄性交配后能生出正常后代。

这一发现改变了人们的传统观点，开辟出一个崭新研究领域。该研究成果能为动物生物技术和人类提供卵母细胞新来源，建立性细胞途径转基因动物和开发优良动物品种，对治疗卵巢功能早衰、不孕症等雌性生殖细胞发生障碍性疾病、再生医学及抗衰老、濒危动物保存、动物繁殖等都具有重要意义。

房事过频是否影响怀孕

有些夫妻在希望怀孕时，常常进行频繁的性生活，特别是总是怀不上时，试图增加受孕概率。其实，这种做法往往适得其反，反而更不易怀孕。

性生活过频，会使精子的生存力下降，在阴道的行进能力及卵子结合能力大为减弱，还可能会引起免疫性不育。因为，妻子反复地接触丈夫的精子，对于产生特异性免疫反应的妻子来说，精子就成为了一种抗原物质，促使他们的身体里产生抗精子抗体，由此导致免疫性不育。所以，在准备受孕前最好停止房事5～7天，以保证丈夫有足够多有活力的精子。如果因性生活过频而总是怀不上孕，可暂且停止一段时间性生活，或使用避孕套3～6个月，使血清中的抗精子抗体降低或消失。但也不可房事过疏，这样也容易使精子发生老化，活力欠佳，不利于受孕。

人工授精并非人人皆宜

现代社会的工业污染、辐射、工作及学习压力过重等，使得不孕患者人数呈上升趋势，越来越多的不孕患者借助现代治疗技术，重建一个完整的家。人工授精，以它经济、实用、方便的优势，受到广大不孕患者的欢迎。但是，应当指出的是，人工授精并不适合每个不孕患者，它具有一定的适应范围。

人工授精，是指用器械将精液注入宫颈管内或宫腔内，取代性交使女性受孕的方法。人工授精的精液主要来源于两个方面。其一、来自丈夫的精液，即AIH。此法适用于男方生殖功能障碍如阳痿、尿道下裂等经治疗无效者；女方宫颈管狭窄、宫颈黏液异常、抗精子抗体阳性等。其二、来自于供精者的精液，即AID。适用于男方无精症、不良遗传基因携带者，如白化病等；女方Rh阴性、男方Rh阳性，多次妊娠均因新生儿溶血死亡等，可选用Rh阴性男性精液行人工授精。

女方输卵管如存在严重问题如输卵管炎症、阻塞、积水、粘连等影响卵排出运行者，均不能进行人工授精，必须在积极的对症处理之后，再视情况决定。其他还有如无排卵型、幼稚型子宫等也不适合立即进行人工授精。男方若为不忍受遗传基因携带者，或无精子、精子活动力减弱、形态异常等，则不能供精。需他人供精者，要权衡利弊，三思而行，考虑到社会伦理和患者夫妇双方心理承受能力，以及AID可能造成后代近亲结婚和遗传性疾病等，故人工授精不能滥用。

人工授精增加婴儿畸形率

对于患不孕不育却又期盼生儿育女的夫妇来说，人工授精技术为他们带来了福音。然而，德国卫生学家指出，和自然受精相比，人工授精增大了婴儿的畸形风险。但目前并不清楚原因何在，这里所说的畸形既包括外表可见的，也包括不可见的，例如内脏缺陷等。

如今不孕病例越来越多，这跟人们要孩子的时间越来越晚有关。年龄大了，生育能力就会下降。人工授精的成功率并不很高，只有40%的母亲成功怀孕，能生下孩子的比例仅在10%～15%。因此，许多夫妇决定一次移植多个受精卵，希望至少有一个能成功着床。但是这样做的后果却是多胎，而多胎本来就容易流产，婴儿畸形的风险或分娩时受伤的风险也较高。

治疗不孕症有信心与耐心

根据统计，12%～15%的已婚夫妇可能发生不孕。

世界卫生组织对不孕症下的定义是，夫妇结婚1年，性生活正常，而且未采取任何避孕措施，却未怀孕者。

不孕症可分为原发性与继发性。原发性是指从未怀过孕的病例，如果妇女曾经怀孕，但因流产、宫外孕、早产等因素，或足月生产以后，不再受孕，则属于继发性不孕症。

导致不孕的原因很多，男女都可能有关。不孕的因子通常可归类为5种：

骨盆腔病变，约占5%。包括子宫肌瘤、子宫内膜异位症、慢性子宫、输卵管、卵巢炎症、骨盆腔腹膜炎、卵巢肿瘤、生殖器结核或子宫先天畸形等，致使子宫内膜发育不良，影响受孕能力。

子宫颈黏液不足，精子可能不易通过子宫口，约占20%。输卵管因素，占30%～40%。输卵管阻塞使卵子无法输送出来，或阻碍精子进入，无法正常结合。

内分泌因素，15%～25%的妇女是因为不排卵，或黄体功能不全，引起月经不正常。

30%～40%在于男性精子的数量、形态或活动性异常，或者先天性无精症或精子稀少症，后天性的睾丸损伤也会引起不孕。

此外，另有10%～15%的不孕与心理、工作、环境及家庭因素有关，例如性生活不协调、生活空间狭窄、工作压力太大等"社会环境"。

不孕症必须经由一些功能检查找出原因，而有些人可能根本找不出不孕的症结，这是在接受不孕症检查前应有的心理准备。

由于男、女都可能引起不孕，因此，检查时最好夫妇一起前往。男性的检查较简单，主要是检查精液；女性则须配合月经周期，作不同程度的检查，如：基础体温、阴道表皮细胞涂抹检查、子宫颈分泌液、子宫内膜检查及激素定量等，输卵管功能有障碍的妇女，必须进一步做输卵管通气法、子宫输卵管造影法、输卵管通水法或内镜检查。

不过，有发烧、下腹痛、排尿痛、白带、阴道出血等症状，或身体衰弱时，应该避免做这些检查。有子宫、输卵管、卵巢等骨盆腔脏器急性炎症，或可疑的恶性肿瘤及可能妊娠时，也不应检查。

自然的妊娠必须靠两性结合，因此，男女分别检查正常，两性的结合未必正常。这时，必须经由同房试验判定女性黏液和精子的适合性。

由此可知，不孕症检查确实费时费事，花3～6个月时间是常有的事，病人必须有相当的耐心。有趣的是，幸而不孕症检查有时也是一种治疗。

一般说来，不孕妇女常是卵巢功能不良所致，因此，必须服用促排卵药治疗。服用促排卵药平均有70%的排卵率，但妊娠成功率只有 35%～40%。

至于部分妇女因黄体功能不全而引起不孕，则可使用人绒毛膜促性腺激素（HCG）或黄体激素治疗。

输卵管轻微阻塞时，只需通气、通水或灌药打通，严重的闭锁或变形粘连等，则只有靠输卵管接通手术。经过输卵管手术仍无法受孕者，最后还可以使用体外授精及胚胎移植技术（即所谓的"试管婴儿"）。

人工授精的适用范围很宽，输卵管阻塞、精子稀少症、子宫内膜异位症及不明原因的不孕等，都可应用。

人工授精又分为配偶间的人工授精，与非配偶的人工授精。必须注意的是，人工授精的先决条件是，女方必须没有不孕的因素。

预防：要避免不孕，应该从小就开始注意，例如男孩的隐睾症、先天性肾上腺功能亢进症、腮腺炎，或女孩的白喉、淋病奈瑟球菌感染引起阴道炎等，如未及时发现治疗，即可能引起不孕。

另外，男性应少穿紧身内裤，避免在高热场所工作，女性也应注意个人卫生，保持局部清洁，避免发炎。

最后要强调的是，不孕症病人在求诊前必须有信心，在诊断时必须保持热心与耐心，和医生同心合作，不孕症终究能够克服。

第一个"怀孕的男性"自己通过试管受精怀孕

◆ 美"变性丈夫"引伦理争议

据美国媒体报道美国俄勒冈州的托马斯·比提是一名变性人，在接受"由女变男"的变性手术后，他就和自己的恋人南茜正式结了婚。然而，由于南茜接受过子宫切除术，无法怀孕生子，渴望拥有儿女的丈夫托马斯决定亲自通过试管受精怀孕，帮助不孕症妻子生儿育女。目前，托马斯已经怀上了 5 个多月的身孕。

◆ 停止男性激素注射

两年前，托马斯夫妇渴望生儿育女组建一个完整的家庭。然而，怀孕生子却成了比提夫妇最遥远的梦想，因为"变性丈夫"托马斯压根无法提供精子，而妻子南茜多年前遭遇严重的子宫内膜异位症，早就切除了子宫。

于是，在法律意义上已是男性的托马斯决定亲自怀孕生一个孩子。托马斯说："在法律意义上我是一个男性，我和南茜合法地结了婚，我们可以享受至少1100条联邦婚姻法权利。不过，在我接受变性手术时，我只是进行了胸部改造手术和雄激素治疗，而没有对生殖器官进行改造，所以我仍然具有怀孕生育的能力。"当"变性丈夫"托马斯决定亲自怀孕生子后，他开始停止接受两月一次雄激素注射。4个月后，托马斯就恢复了停止8年的月经。

然而，当托马斯试图到美国不孕症医院中接受试管受精手术时，却遭到了所有医生的拒绝，因为"变性人"怀孕将引发巨大的法律和伦理争议。托马斯回忆说："所有医生几乎都对我报以歧视的态度甚至嘲笑我们。我的朋友和家人也不支持我的想法。"

最后，万般无奈的托马斯向冷冻精子银行购买了几小瓶匿名捐赠者的冷冻精子，在家中自己进行人工授精。可托马斯做梦也没想到的是，当他第一次怀孕时，他竟然怀上了三胞胎，并且还遭遇了宫外孕，差点儿丢了性命。

不过，托马斯再次有了身孕，这次他怀上的是一名女婴，并且没有遭遇任何并发症。

 有种"性病"在心头

有一些人常去医院看"性病"，但实际上他们并没有性病，他们患的是"性病疑病症"。此病按产生原因可分为三种类型：

◆ "对号入座"型　即对性病的病因、传播途径、临床表现及其危害性等一知半解或道听途说，把自己身体平时出现的不舒服，尤其是生殖器的不适当作性病而求医。

◆ "心理阴影"型　此类患者曾经有过婚外或不洁性交史，但是经过正规治疗后的一段时间内生殖器仍有不适，虽经检查证实性病治愈，但他们仍不断更换医生，以至长期用药，导致药物的副作用及并发症出现。

◆ "性格障碍"型　此类患者大多害羞、被动、敏感、多疑、固执等，怀疑医生的医术或化验设备、检查结果有误等。又对自身轻微变化和不适甚至正常的生理现象特别注意，并与性病症状挂钩。

关于性病的十大事实

目前，关于性病的各种信息非常多，其中的谬传、误传也很多。众多耸人听闻、相互矛盾的信息，让原本就对性病知识了解不多的老百姓更加困惑：预防性病到底有没有完全之策？怎么做才"保险"？哪些预防性病的方法管用。哪些不管用？怀疑感染性病后应到哪里看病……

关于性病的十大事实：

1．不能通过观察看出是否患性病；
2．性生活前后清洗、消毒不能预防性病；
3．服用抗生素不能预防性病；
4．无论是哪种性接触方式，都可传播性病；
5．采取了避孕措施并不意味着一定可以避免性病；
6．不发生不洁性行为是最佳预防性病措施，其次是正确使用安全套；
7．患了性病，应该看皮肤科或皮肤性病科；
8．性病要到正规大医院诊治，不可自治或跟着广告走；
9．对不易治愈的性病要有耐心，对可治愈性病不能掉以轻心；
10．艾滋病可经性行为、血液和母婴等途径传播，不会通过蚊虫叮咬等传播。

性病不一定经性传播

◆ 何来性病

性传播疾病是指通过性行为可以传播的疾病，但得了病的人并非都是通过性行为感染的。人乳头状瘤病毒感染是常见的性传播疾病，病毒感染后有很多病人可以没有任何症状，并借助自身的抵抗力自愈。有部分低危型病毒感染可以表现为尖锐湿疣，而高危型病毒长期持续感染有诱发宫颈癌的危险。性接触是主要传播途径，但也有通过其他途径接触感染的病例，比如通过不干净的手、不卫生的公共浴池等都可能感染。已有流行病学研究发现，夫妻二人只保持一个性伴侣的情况下，也有感染人乳头状瘤病毒的可能性。所以作为临床医生，我认为，病人得了病后能搞清楚传播途径更好，这样将来就可以引以为戒。如果搞不清楚，也别在这个问题上纠缠，以免让自己身心疲惫，家庭不和。

◆ 先治心病

人体自身免疫力是自动清除体内一些病毒感染最重要的因素。病毒治疗没有特异的办法，但人体本身的抵抗力对抗病毒作用非常大。心理压力导致的心理疲劳，会严重降低人体的抵抗力。

◆ 如何提高自身的免疫力呢？

保持良好心态。不要给疾病本身附加太多的社会因素，正确缓解心理压力。其实疾病本身并不可怕，怕的是对疾病无限扩大，使自己背上沉重的思想包袱。其实，这只是一种疾病而已，如同感冒发烧一样，好好治疗就是了。

夫妻共同面对。性传播疾病是和夫妻都有关系的，任何一方有病，对方都需要检查，必要时同时治疗。所以，一方得病以后，最好是夫妻俩好好沟通，共同面对。

学会自我保护。有性行为的人保持一个性伙伴，可减少感染机会。女性要学会保护自己，提倡有保护的性行为，即每次性行为都使用安全套。定期体检也很重要，可以早期发现一些没有症状的疾病。早期治疗效果好。

淋病感染后有何害处

感染了淋病奈瑟球菌，不出2天，生殖器官及尿道都会发炎和刺痛，最明显就是下体会流出黄黄绿绿的脓，此时必须马上求医，否则病菌会蔓延至整个生殖系统，有可能引致不育或生命危险。

淋病不一定都有性接触传染。有90%以上的淋病患者是由性接触得之；另外也有由亲人的不洁衣服（患淋病者）传染的可能性；最无辜者，是新生婴儿从带淋病奈瑟球菌的母亲阴道感染，并会影响眼睛，甚至引致脑膜炎。

性病疱疹为什么难治

由于疱疹病毒会潜藏在神经结内，故比较难医治，经药物治疗，只可暂时控制现有的症状，若患者身体健康和抵抗力强，病毒潜伏期可以很长，但只要身体状态稍差，病毒便有随时复发的可能。

若是怀孕女性染上，更有可能导致胎死腹中，或在生产时，可能令婴儿经阴道而感染疱疹脑病，一旦有炎症，便有死亡的可能，最严重的今后还可能会患上癌症。疱疹分为Ⅰ型和Ⅱ型。Ⅰ型的水疱出现在唇周、口腔、咽喉等部位。Ⅱ型疱疹是专指衍生于生殖器官及附近部位的疱疹，也被指为性病的一种，加上此类病毒可潜伏在神经结，难于根治，故使人恐惧。另外，发病时，病毒会导致神经痛，可以痛入心肺，也是叫人害怕的原因。

男性感染了疱疹病毒，最难忍受的是发病时，疱疹及水疱破裂时期。而女性患Ⅱ型疱疹，因病症范围在阴道及附近，每次小便，均会造成下体剧痛，又因该部位湿润，令恢复期较长，潜伏期也长，可能对将来生产的婴儿有影响。疱疹病毒是在人体抵抗力弱时才会出现症状，所以保持身体健康，注意情绪平稳，性交戴安全套，便可减少感染此类病毒及复发的机会。

梅毒"伪装"多

56岁的王某胸背部长了几个小红疹，以为是蚊子咬的，没有管它，但却总不见好转。他到医院就医，经过验血检查发现是梅毒。23岁的张小姐脸部出现环状红斑，一圈圈酷似皮癣，反复治疗未见好转，后经过血样检查诊断为梅毒。

近年来，临床发现染上梅毒的女性较多。这些人群往往都是被动感染，对梅毒等性疾病没有防范意识，加上梅毒的伪装表现，往往成为误诊的主要人群。

专家指出，梅毒是一种慢性传染性疾病，传染性较强，常见的传播方式为性接触传染，占到95%，其他的传播方式还有母婴传播、输液传播及接吻传播等。

原来梅毒的症状常常发生在生殖器官上，且没有瘙痒。而现在梅毒第一个阶段即直接进入梅毒二期，表现为皮肤上出现红色皮疹、脱发等症状。梅毒进入后期，就会对人的心血管、神经、消化、呼吸、泌尿系统造成危害，治疗困难，严重的甚至危及生命。

专家提醒说，梅毒的发病形式不同，因此，在性行为方面要洁身自好。当皮肤上出现皮疹、红斑或者脱发等症状时，一定要到医院检查。

如何得知是否染上了梅毒

感染了梅毒的致病螺旋体后的3周，男性阴茎龟头，甚至阴茎，而女性的外阴、阴唇部位，会有一些不红不肿的皮下硬粒（硬下疳），按压时，不痛不痒，跟着此现象会暂时消失，故当时不会被人觉察，直到那硬粒再发，出现溃疡状况才被知晓，若此时马上求医，治疗时间也不长，用特效药，数月内便会根治，但最好做血清学检查，直至螺旋体完全消失，病愈为止。

梅毒潜伏期为什么较长

梅毒是螺旋体侵害人体细胞，潜伏期高达20年，此病菌可以入血入脑，影响不能说不大；然而，现时人对梅毒没以前那么恐惧，原因是此病有药物可根治，才使大家有这样的错觉。虽然梅毒求医者较少，但不代表此性病的存在率的高低，因此病潜伏期较长，传染了此病也不自知，直至发展到生殖系统器官有损伤才求诊时，可能已是梅毒一期的后程。

保持阳刚不能光补肾

在男科门诊中，常常碰到患者埋怨自己性能力不强，询问是不是肾功能不好，是不是肾虚，要求医生开补肾壮阳药物。然而，保持阳刚不能一味补肾。

首先，要清楚西医学中的肾和中医学中的肾是两个不同的概念。

西医学所说的肾是排泄代谢废物，维持水、电解质及酸碱平衡和各种激素分泌的重要器官。中医学所说的肾是系统，是中医脏象学说中的概念。它几乎涵盖了西医学内分泌系统、生殖系统、泌尿系统等诸多系统的功能。

其次，中医的肾虚概念十分广泛。

说到肾虚，中医学中既可以指肾主生长发育的功能不足，表现为婴儿发育迟缓、中年早衰等；也可以是指肾主生殖的功能虚弱，表现为性功能不佳、男女不育等；还可以指肾主水的功能不良，出现排尿功能障碍，如少尿、多尿、尿频等；或指骨骼病变，如骨质疏松和增生等；甚至有些呼吸系统病变如哮喘等，也可能与肾虚有关。

性功能包括人类的性欲、性能力等诸多方面，受生理、心理、社会环境等的影响。肾虚出现早衰，功能性（肾气）或器质性（肾精、肾阴、肾阳等）改变导致的性功能障碍，只是性功能障碍中的一种情况。性能力弱不完全等同于肾虚。

买保健品壮阳要慎重

如今，深感生活、工作重压的中年男性纷纷将目光投向了热销的保健品，寄希望于通过补充那些具有抗疲劳、增强免疫力、补肾壮阳等功能的保健品，以达到快速消除亚健康，促进身体功能整体提升的效果。可是，这类群体中的不少人往往因为缺少男性保健方面的知识，稀里糊涂进了误区，以致既损失了金钱，又延误了时间，影响了身体健康。

从目前市售男性保健品情况看，归属于男性保健的产品类别很多，既有抗疲劳、增强免疫力的，也有针对男性高血压、高血脂、脂肪肝的，还有补肾壮阳、戒烟、解酒护肝、防脱发的，令人目不暇接，眼花缭乱。尤其是男性性保健产品，更成为诸多医药保健品宣传推广中的热点，一些产品广告通过心理暗示、现身说法等手段误导消费者。如糊弄消费者，"肾虚"就是"性功能减退"，实际上，肾虚分为肾阴虚和肾阳虚，而性功能减退仅仅是肾虚的表现之一，而补肾阴与滋补肾阳完全不同。因此，专家提醒男性面对保健品，要保持理性，慎重选购。

网购性用品注意安全

性用品网店里鱼龙混杂，说什么："网上开性用品店，省钱，不用租铺面，不用押太多的货款，是个与销售终端接触的最便捷的方式。"但某综合网站开成人用品网店的店主表示：良莠不齐，是正规经营性用品网店的业主最为头痛的事情，一些不良商家，利用低价，或以次充好，对市场冲击很大，同时也在影响该新兴行业的信誉。

网购虽方便安全是关键，性学专家表示：制约性保健用品发展的最大瓶颈，源自人们的心态，既希望提升性爱质量，却又碍于面子，羞于亲身前往选购，更担心被外人什至家人获知自己用此类物品。

网购性用品，解决了以下问题：无需面对面，通过图片或视频进行挑选，保护了隐私；送货上门，省却了前往实体店购物的麻烦；能短时间内货比多家，购物取舍范围拓宽。

性学专家也提到，网购成人用品，一旦发生纠纷，维权不易，很多人生怕隐私暴露，吃了亏，只能"哑巴吃黄连"，这也给不法分子以可乘之机。

性学专家的建议是，网购成人用品，一定要选择有网上交易诚信保障的。此外，最好能选择先验货后付款的方式。

精神疾病不包括同性恋

社会学家说这是中国社会的一个进步

《中国精神障碍分类与诊断标准》第 3 版已出版发行，在新版诊断标准中对同性恋的定义非常详细,同性恋的性活动并非一定是心理异常,由此,同性恋不再被划为病态。

同性恋者不是精神病病人,我国司法精神病学不包括同性恋。同性恋一直被认为是人格障碍,从前,同性恋被归类为性变态,现在被普遍接受的称谓是性心理障碍。

根据西方发达国家的调查统计,同性恋在人群中的比例是2%左右,而同性恋的存在也是由来已久,社会对待同性恋的态度有一个变化的过程。在中世纪,同性恋被认为是犯罪,同性恋者要被送上绞刑架。到了近代,同性恋被认为是一种病态,需要治疗。目前已有不少国家承认同性恋是正常现象,社会对同性恋的态度也有所转变。

17岁学生当"牛郎"

警方查获当地最年轻的"牛郎",这名年仅17岁的男妓自称,下海的原因是当牛郎是热门行业,而且有吃、有拿、赚钱爽快。

警察局表示,他们在一家饭店进行临检,正当警方要进入饭店时,一名少年表情慌张的从饭店走出来,马上被警方拦下来盘问,少年坦白是到饭店和女顾客进行性交易,警方立刻把少年带回警局侦讯。

据少年向警力供称,他们班上3名同学都在这个应召站担任牛郎,于去年3月在同学介绍下前往这个应召站上班。少年说,他是因为缺钱用,再加上大家都认为当牛郎十分威风,而且是热门行业,除了有吃、有喝外、还有钱赚。

少年说,应召站以按摩为名,专门中介色情交易。

警方稍后也拘捕了应召站负责人。据嫌犯向警方供称,他在报纸刊登色情广告接客,而且规定旗下牛郎不分男女客人都要接。

嫌犯向警方求情说,他本来不打算雇用这批未成年少男,但在学生哀求没有钱用的情况下，一时心软才答应请这几名未成年牛郎，他希望警方能放他一马。但警方仍依照违反性交易法把他起诉。

阴阳人判入狱女监

由于检察官不察，将一名具有男女双性特征的犯人送入女牢，结果这名杀人犯在狱中向室5名女囚一一施暴，直到狱警发现其中一名女囚显然有怀孕迹象后，才东窗事发。

土耳其监狱曾爆发这件罕见丑闻后，检察官立即"亡羊补牢"下令清查女牢中其他囚犯的性别，结果赫然发现狱中竟然还有另外3名"阴阳人"囚犯，所幸这三名犯人表现尚良好，并无任何"逾越"行为。

据当初不察而造成这项丑闻的检察官接受记者访问时表示，上述"双性人"囚犯被捕、司法审判期间以至下狱之后，始终以女性打扮，根本不会表露其特殊的男女两性特征，狱警及监狱中的工作人员和其他囚犯，也没有人察觉他的两性身份。

检察官表示，因杀人而被判刑15年有期徒刑的囚犯，已坦白本身因激素分泌异常而有"外女内男"的生理现象，尽管外表是十足女性模样，但当有生理需求时则呈现男性特征。

美国开先河为性罪犯去势

德州可能成为全美第一个允许屡次对孩童有性侵犯行为的在狱囚犯，在自愿的情形下，接受外科去势手术，以免让这些人沉沦在这种罪恶中。

根据调查，大约有50%以上对儿童有性侵犯倾向的人，会一再犯下这种罪行。

德州参议院不理会少数人权运动人士的抗议，以压倒性的多数通过这项议案。根据这项法案，在狱中的性罪犯若以书面自动提出去势的要求后，仍需由狱方安排心理专家作进一步的诊察，如确定有此必要，才会在狱政当局的严密监视下，进行这项去势手术。

目前，只有在加州，法令允许以化学注射方式替性罪犯的累犯减低性冲动和欲望。

壮阳食谱和营养品有哪些

"伟哥"一出，即令成千上万的男士们变得疯狂，随后也有不少研究人员研究各种类似的药物。但其实不需服药，只要识饮识食，也不怕无"性"。

◆"性"营养品　它是由美国的一个医疗团队，发明的一种无需医生处方的健康营养补充品，对增加性功能十分有效。它从营养角度提高男女的性健康功能。"伟哥"是利用酶的作用，暂时抑制一氧化氮的分解，以达到刺激性器官勃起，但性营养品是以自然的方法，使身体产生一氧化氮，让性器官恢复功能。

◆"性"食谱　吃蚝可有助男性更"性"一筹。科学家指出，营养充足与内分泌旺盛与性能力有很大关系，而且更会影响激素的含成，因此，生殖系统中的激素制造器——性腺，必须要有维生素及矿物质如锌的补足。蚝肉含有丰富维生素A、B、C、D及E，而维生素B1和E对刺激人体生殖腺体十分重要。此外，蚝含有锌，锌是制造精子的物质。

当然，"性"食谱还有很多，这里不再赘述。

男人性保健食物

芝麻丸：芝麻250克，早稻米250克，紫河车2具焙干，共研细粉、蜜丸，每早晚各服15克。主治：阳痿并腰酸腿软。

生核桃仁：生核桃仁60克，一日服完，连服月余；或核桃仁1枚，炒韭子6克，水煎加黄酒饮服，每5日加1枚，加至20枚止，周而复始。主治：阳痿、遗精。

韭菜子粉：韭菜子研粉，早晚各10克，开水送服。主治：阳痿、遗精。

苦瓜子散：苦瓜子炒熟研末，每次10克，黄酒送服，每日3次，10天为1个疗程。主治：阳痿。

鹿茸酒：山药10克，用绢布包裹；鹿茸6克，共浸于500毫升好酒中，一周后，每次一杯，每日2次。鹿茸既能温补肾阳，又能补益精血，是良好的全身强壮剂。再加山药滋补肾阴，借酒下行到肾，是治疗阳痿的良方。

海马酒：用黄酒浸泡海马粉5～10克，饮服数天，凡腰肌劳损、疲劳过度、精神倦怠、动用无力、男子阳痿不育及女子不孕症患者有显效。